Informatorium voor Voeding en Diëtetiek –
Supplement 104 – april 2020

Majorie Former • Gerdie van Asseldonk
Jacqueline Drenth • Caroelien Schuurman
Redactie

Informatorium voor Voeding en Diëtetiek – Supplement 104 – april 2020

Dieetleer en Voedingsleer

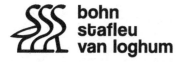

bohn
stafleu
van loghum

Houten 2020

Redactie
Majorie Former
Nutritext, Almere, Nederland

Gerdie van Asseldonk
Delft, Nederland

Jacqueline Drenth
Garrelsweer, Nederland

Caroelien Schuurman
Den Hoorn ZH, Nederland

ISBN 978-90-368-2468-2   ISBN 978-90-368-2469-9 (eBook)
https://doi.org/10.1007/978-90-368-2469-9

NUR 893
Basisontwerp omslag: Studio Bassa, Culemborg
Automatische opmaak: Scientific Publishing Services (P) Ltd., Chennai, India

Bohn Stafleu van Loghum
Walmolen 1
Postbus 246
3990 GA Houten

www.bsl.nl

Voorwoord bij supplement 104

April 2020

Beste lezer,

In dit eerste supplement van 2020 staan de vitamines centraal. Er zijn twee uitgebreide herzieningen geschreven door prof. dr. R.F. Witkamp en dr. M.G.J. Balvers van de Afdeling Humane Voeding en Gezondheid van de Wageningen Universiteit.

Het hoofdstuk *Vitamines – algemeen* is vooral gericht op de diëtist die zich wil verdiepen in de basisprincipes, achtergronden en recente ontwikkelingen rond vitamines. In het hoofdstuk *Vitaminebehoefte en -inname* worden de voedingsnormen voor vitamines, de begrippen aanbevolen dagelijkse hoeveelheid (ADH) en adequate inname (AI), en de wijze waarop deze tot stand komen besproken. De afgelopen decennia heeft zich een belangrijke verandering in denken en beleidsontwikkeling voorgedaan, namelijk een verschuiving van richtlijnen gebaseerd op voedingsstoffen naar richtlijnen gebaseerd op voedingsmiddelen en voedingspatronen. Naast vitamines die van nature in voedingsmiddelen voorkomen, kunnen ook voedingssupplementen en producten waaraan vitamines zijn toegevoegd bijdragen aan de behoeften die voor sommige groepen van belang kunnen zijn. In het laatste deel van dit hoofdstuk wordt ingegaan op een aantal algemene aspecten van het analyseren van vitamines in bloed (of serum, plasma). Daarbij gaat het vooral om het nut van dergelijke bepalingen, hun mogelijkheden en beperkingen.

Daarnaast zijn de volgende hoofdstukken in het deel Dieetleer geactualiseerd:

– *Chylothorax en het MCT-dieet* door M.G. Flotman-Brandt, diëtist bij het Antoni van Leeuwenhoek ziekenhuis in Amsterdam
Een chylothorax is een abnormale toestand waarbij er lymfevloeistof tussen de beide longvliezen lekt. Dit is een van de indicaties om een zogenoemd MCT-dieet te starten. De patiënt vervangt de langeketenvetzuren door speciale MCT-vetten en -oliën. De diëtist speelt een belangrijke rol in de begeleiding van de patiënt met dit dieet.

– *Voeding bij de ziekte van Huntington* door M.A.J. van der Laak, diëtist bij Atlant in Apeldoorn, en S.J. Maessen, diëtist bij Land van Horne in Weert
De ziekte van Huntington is een autosomaal neurodegeneratieve aandoening die leidt tot atrofie in de basale ganglia en in de cortex. Dit heeft bewegingsstoornissen en mentale stoornissen tot gevolg. De energiebehoefte kan bij Huntington-patiënten oplopen tot wel 3.000–3.500 kcal per dag, met uitschieters daarboven. Motorische beperkingen, slikstoornissen, stoornissen in het cognitief functioneren en persoonlijkheidsveranderingen kunnen leiden tot beperkingen in het voedingsgedrag. Wanneer de slikfunctie ernstig verminderd is of als de patiënt met orale voeding niet in zijn voedingsbehoefte kan voorzien, kan kunstmatige toediening van voeding een oplossing zijn. Hierbij moeten de ethische aspecten goed worden overwogen.

– *Schildklieraandoeningen* door dr. J.W.F. Elte, niet-praktiserend internist, en dr. S.A. Eskes, internist in het Franciscus Gasthuis te Rotterdam
Aandoeningen van de schildklier zijn niet zeldzaam en komen op alle leeftijden voor. De klachten bij schildklieraandoeningen zijn zeer divers en vaak aspecifiek en worden daarom niet altijd direct herkend. Jodium is een belangrijke bouwsteen voor de schildklierhormonen thyroxine (T4) en tri-jodothyronine (T3). De rol van de diëtist bij schildklieraandoeningen richt zich op het jodiumbeperkt dieet bij schildkliercarcinoompatiënten.

Vriendelijke groet,
Majorie Former, hoofdredacteur

Inhoud

J.W.F. Elte en S.A. Eskes

Hoofdstuk 1
Vitamines – algemeen

April 2020

R.F. Witkamp en M.G.J. Balvers

Samenvatting Een adequate vitamine-inname is zeker niet vanzelfsprekend, en deficiënties door bijvoorbeeld ondervoeding, eenzijdige voeding, medicijngebruik of andere factoren blijven wereldwijd een probleem. Voor sommige vitamines is de optimale inname of concentratie nog steeds onderwerp van discussie. In dit hoofdstuk ligt de nadruk op de fysiologische aspecten van vitamines, hun opname en effecten in het lichaam. Het is vooral gericht op de diëtist die zich wil verdiepen in de basisprincipes, achtergronden en recente ontwikkelingen rond vitamines. Dertien voor de mens relevante vitamines komen één voor één aan de orde, daarbij aantekenend dat het belang van hun onderlinge samenhang in de voedingsmatrix en het eetpatroon maakt dat we ze eigenlijk niet afzonderlijk zouden moeten bespreken. De laatste jaren is over sommige vitamines meer geschreven en gediscussieerd dan over andere. Voorbeelden zijn vitamine B_6 (vooral in verband met overdosering), vitamine B_{12}, vitamine C, vitamine D en vitamine K_2. Deze ontwikkelingen krijgen in dit hoofdstuk daarom extra aandacht.

1.1 Inleiding

Vitamines behoren tot de essentiële micronutriënten, voedingsstoffen die voor een goede gezondheid regelmatig en in kleine hoeveelheden moeten worden opgenomen. De term *vitamine* is destijds ontstaan vanuit het idee dat het om amines (stikstofhoudende verbindingen) zou gaan, die essentieel zijn voor het leven ('vita') [1]. Niet alle vitamines bevatten echter stikstof, en wat chemische structuur betreft

R.F. Witkamp (✉) · M.G.J. Balvers Afdeling Humane Voeding en Gezondheid, Wageningen University and Research, Wageningen, Nederland

© Bohn Stafleu van Loghum is een imprint van Springer Media B.V., onderdeel van Springer Nature 2020
M. Former et al. (Red.), *Informatorium voor Voeding en Diëtetiek – Supplement 104 – april 2020*, https://doi.org/10.1007/978-90-368-2469-9_1

gaat het om een zeer heterogene groep verbindingen. Afgezien van hun natuurlijke bronnen worden ze ook chemisch-synthetisch- en – in toenemende mate – op biotechnologische wijze geproduceerd [1–3]. Het begrip 'essentieel' dekt overigens niet altijd (helemaal) de lading. Zo wordt onder invloed van zonlicht het overgrote deel van onze vitamine D-behoefte in de huid gesynthetiseerd (par. 1.2.11). Ook kunnen mensen zelf vitamine A (als retinoïdederivaat; par. 1.2.1) en niacine (vitamine B_3; par. 1.2.4) maken, maar in die gevallen zijn hun uitgangsstoffen wel essentieel. Voor niacine is dat het essentiële aminozuur tryptofaan en voor vitamine A zijn bepaalde carotenoïden uit de voeding nodig, die in dat geval als provitamines fungeren. Ten slotte kunnen verschillende vitamines, waaronder vitamine K_2 (menaquinon), thiamine, riboflavine (vitamine B_2) en folaat, ook door bacteriën in het colon worden gemaakt en ten dele opgenomen. Over de bijdrage van deze bronnen aan de behoefte bestaat echter nog wel onduidelijkheid [4].

In totaal onderscheidt men dertien vitamines (voor een algemeen overzicht, zie tab. 1.1), die vaak worden onderverdeeld in wateroplosbare en vetoplosbare vitamines. Deze verschillen in fysische eigenschappen hebben belangrijke functionele consequenties, onder andere voor de opslag in weefsels en de lokalisatie in de cellen. Tot de in vet oplosbare vitamines behoren vitamine A (en bètacaroteen), vitamine D, E en K. De B-vitamines, samen ook wel het B-complex genoemd, en vitamine C zijn wateroplosbaar. De vitamine B-groep bestaat uit acht verschillende vitamines, namelijk thiamine (B_1), riboflavine (B_2), niacine (B_3), pantotheenzuur (B_5), pyridoxine (B_6), biotine (B_8), foliumzuur (ook wel bekend als B_{11} of B_9) en cobalamine (B_{12}). De term 'vitamine' werd vroeger ook breder gebruikt voor andere (semi-)essentiële nutriënten, zoals 'vitamine F' voor onverzadigde vetzuren. In sommige populaire bronnen staat dit nog weleens vermeld.

In tab. 1.1 zijn zowel de officiële als de algemeen bekende Nederlandse namen vermeld. Zeker internationaal ziet men hier ook andere namen. Zo is biotine in Nederland bekend als vitamine B_8 maar in sommige landen ook als vitamine B_7, terwijl men ook de term 'vitamine H' kan tegenkomen. Overzichten van dergelijke synoniemen, evenals veel bruikbare chemische informatie kunnen worden gevonden op de websites van de Pubchem Open Chemistry Database (National Library of Medicine; https://tinyurl.com/Explore-Chemistry) en de Human Metabolome Database (www.hmdb.ca/).

Sommige vitamines kunnen in verschillende actieve vormen voorkomen, vaak aangeduid met de term 'vitameren'. Ze worden aangeduid met een generieke naam, en hun gemeenschappelijke biologische activiteit kan afhangen van de structuur. Zo zijn er bijvoorbeeld in het geval van foliumzuur/folaat (par. 1.2.8) circa zestig stoffen bekend met foliumzuuractiviteit. Al die stoffen bezitten kwalitatief, maar niet noodzakelijkerwijs ook kwantitatief, een biologische activiteit overeenkomend met die van het pteroylglutaminezuur (PGA). Tabel 1.1 geeft een algemeen en beknopt overzicht van de vitamines zoals deze in dit hoofdstuk aan de orde zullen komen.

De meeste wateroplosbare vitamines hebben functies als cofactoren van enzymen die een rol spelen bij het koolhydraat-, eiwit- en vetmetabolisme. Hiertoe behoren het vrijmaken van energie uit de voeding en de vorming van bouwstenen

Tabel 1.1 Beknopt overzicht vitamines met hun voornaamste functies, voorbeelden van deficiëntieverschijnselen en enkele belangrijke voedselbronnen

vitamine	belangrijkste functies	voorbeelden van deficiëntieverschijnselen	belangrijke bronnen
vitamine A (retinol)	essentieel voor gezichtsvermogen, celgroei en -differentiatie	nachtblindheid, infecties	boter, margarine & halvarine (toegevoegd), vlees, ei, vis, melk(producten)
bètacaroteen[1]	provitamine A, antioxidant	geen, niet essentieel	groenten, geel en oranje fruit
vitamine D (calciferol)	bevordert absorptie calcium, rol botstofwisseling en celdifferentiatie	rachitis, osteoporose, spierzwakte	vette vis, verrijkte margarine en zuivel, eidooier, blootstelling van huid aan zonlicht
vitamine E (tocoferol)	antioxidant	hemolytische anemie, polyneuropathie	plantaardige oliën, halvarine, margarine, ei
vitamine K (fylloquinon, menaquinon)	betrokken bij vorming van stollingsfactoren; botstofwisseling	gestoorde bloedstolling	groenten, lever
thiamine (vitamine B_1)	co-enzym in koolhydraatmetabolisme	beriberi, neuropathie	volkorenproducten, (varkens)vlees
riboflavine (vitamine B_2)	co-enzym in oxidatie/reductiereacties (vetzuurmetabolisme)	huidaandoeningen	zuivelproducten (vlees, groenten)
niacine (vitamine B_3)	co-enzym in oxidatie/reductiereacties	pellagra	groenten, vlees, melk(producten), granen
pantotheenzuur (vitamine B_5)	stofwisseling vetten, koolhydraten en eiwitten (co-enzym A)	'burning feet'-syndroom	groenten, vlees, melk(producten), granen
vitamine B_6 (pyridoxine)	co-enzym in aminozuurmetabolisme, synthese neurotransmitters	polyneuropathie	groenten, vlees
biotine (B_8)	co-enzym bij carboxyleringsreacties	huidaandoeningen (seborroïsche dermatitis)	eidooier, lever, sojaproducten
foliumzuur (vitamine B_{11})	co-enzym bij overdracht C1-fragmenten in o.a. aminozuur- en DNA-synthese	megaloblastaire anemie	bladgroenten, granen, fruit, vlees
vitamine B_{12} (cobalamine)	co-enzym bij methyleringsreacties (o.a. DNA-synthese)	pernicieuze anemie, neuropathie	vlees, vis, ei, melk(producten)
vitamine C (L-ascorbinezuur)	antioxidant, co-enzym bij hydroxyleringsreacties	bloedingen, 'scheurbuik'	fruit, groenten, aardappelen

[1] Wordt niet als apart vitamine beschouwd, maar tot de vitamine A-groep gerekend.

voor cellen en weefsels, het in stand houden van belangrijke processen zoals de signaaloverdracht (bijvoorbeeld via de vorming van neurotransmitters) en de vorming van precursors van nucleotiden voor DNA-synthese. De in vet oplosbare vitamines hebben een zo mogelijk nog grotere diversiteit aan functies, variërend van een rol bij het gezichtsvermogen (vitamine A) tot het handhaven van de calciumbalans (vitamine D).

Vitaminetekorten kunnen, afhankelijk van de ernst ervan, leiden tot karakteristieke afwijkingen en ziektebeelden. Bekende voorbeelden zijn nachtblindheid tot volledig verlies van het gezichtsvermogen (xeroftalmie) bij vitamine A-gebrek (caroteengebrek) [5], beriberi, een zenuwaandoening karakteristiek voor thiaminedeficiëntie [6], anemie bij een foliumzuur- [7] en/of vitamine B_{12}-deficiëntie [8], pellagra bij niacinedeficiëntie [9, 10] en rachitis en osteomalacie bij vitamine D-gebrek [11]. In de volgende paragraaf zal dieper worden ingegaan op de belangrijkste fysiologische en biochemische rollen van de verschillende vitamines.

1.2   Vitamines: fysiologische en biochemische aspecten

In deze paragraaf zal een aantal relevante fysiologische en biochemische aspecten van de vitamines aan de orde komen. Bronnen, gehaltes en aanbevelingen zullen slechts kort worden belicht. Voor meer specifieke en de meest recente informatie hierover wordt verwezen naar de website van het Voedingscentrum (www. voedingscentrum.nl), die ook veel bruikbare algemene informatie biedt. Ook de website van de EFSA, de Europese Autoriteit voor Voedselveiligheid (www.efsa. europa.eu/), geeft goede en uitgebreide informatie, zowel over aanbevelingen als algemene achtergronden over vitamines. In het hoofdstuk 'Vitaminebehoefte en -inname' (H. 2) wordt ingegaan op de wijze waarop aanbevelingen tot stand komen.

Een minder wenselijk effect van het afzonderlijk behandelen van de verschillende vitamines is wellicht dat hiermee de nadruk komt te liggen op enkelvoudige voedingsstoffen. Het is echter goed om hier op te merken dat juist de essentie van de voedingsfysiologie is dat nutriënten zoveel mogelijk in combinatie moeten worden opgenomen. Dit omdat vitamines een rol spelen in belangrijke omzettingsreacties die meestal weer met elkaar verweven zijn in dynamische netwerken die gezamenlijk de homeostase in stand houden. Uiteraard zullen bekende voorbeelden, zoals de biochemische relaties tussen vitamine B_1, vitamine B_{12} en foliumzuur aan de orde komen. Dankzij de snelle ontwikkelingen op het gebied van de 'genomics' en 'metabolomics' zullen we de komende jaren nog veel meer gaan leren over de effecten en onderlinge samenhang van de verschillende micronutriënten.

Een ander aspect dat hier noodzakelijkerwijs onderbelicht zal blijven, maar waarover ook steeds meer bekend wordt, is de rol van de voedselmatrix. Zoals al genoemd bestaan er van de verschillende vitamines vaak diverse moleculaire vormen. Niet alleen hun onderlinge verhoudingen, maar zeker ook de manier waarop ze in het voedsel aanwezig zijn en daaruit vrijkomen, zijn relevant voor de biologische beschikbaarheid en daarmee (deels) ook hun biologische activiteit.

1.2.1 Vitamine A (retinol)

Vitamine A behoort tot de groep stoffen die bekend staan onder de naam *retinoïden* [5, 12–14]. Retinoïden bestaan chemisch gezien uit een cyclohexenylring (bèta-iononring) met daaraan een all-trans-isopreenketen, de retinylgroep. Afhankelijk van het substituent aan het eind van de keten (hydroxy-, aldehyde- of carbonzuur) krijgt men zo bijvoorbeeld retinol, retinal of retinoïnezuur (fig. 1.1).

In dierlijke producten komt vitamine A voor in de vorm van retinol of retinylesters. Mensen en andere diersoorten kunnen vitamine A synthetiseren uit bepaalde *carotenoïden*. In hogere planten, maar ook in algen en bacteriën komen er daarvan honderden verschillende voor, gekenmerkt door oranje en andere kleuren [15, 16]. Uit slechts een beperkt aantal daarvan kan vitamine A worden gevormd. Deze carotenoïden worden ook wel aangeduid met de term 'provitamine A' en bezitten ten minste één niet-gesubstitueerde bètaring. Het gaat vooral om drie stoffen: bètacaroteen, de meest belangrijke uitgangsstof in de voeding, alfacaroteen en bètacryptoxanthine. In het lichaam worden de carotenoïden enzymatisch gesplitst. Eén molecuul bètacaroteen levert precies twee moleculen retinal.

1.2.1.1 Aanduiding en eenheden

Vitamine A-activiteit wordt meestal aangeduid in retinolactiviteit-equivalenten (RAE): 1 RAE is 1 µg (microgram) retinol, overeenkomend met 12 µg bètacaroteen (in voeding), en met 24 µg alfacaroteen of bètacryptoxanthine [12, 17–19].

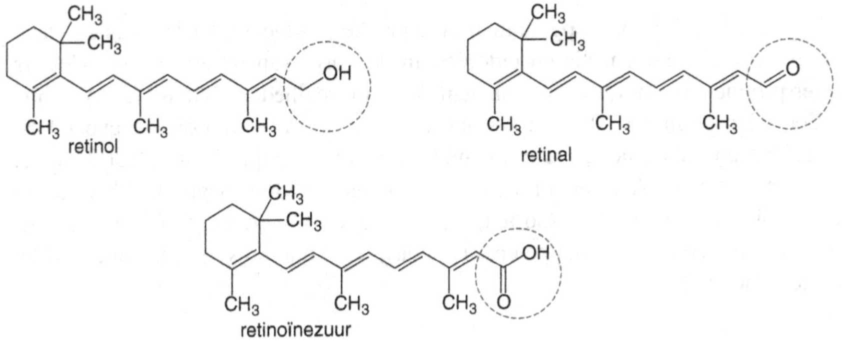

Figuur 1.1 Chemische structuren van de belangrijkste vitamine A-vormen (retinoïden)

Er is ook gesuggereerd dat de conversiefactor voor bètacaroteen hoger zou moeten zijn, bijvoorbeeld 21, omdat de absorptie van bètacaroteen uit sommige groentes lager is dan overeenkomend met de momenteel gehanteerde factor van 12 [18].

Naast de RAE komt men soms ook de term RE (retinol-equivalenten; lager dan de RAE) tegen [18, 19]. In supplementen komt vitamine A vooral voor in de vorm van retinylacetaat of -palmitaat [20]. Er zijn daarnaast supplementen op de markt met alleen bètacaroteen.

Retinoïden en carotenoïden zijn lipofiel en worden met vet geabsorbeerd, waarbij galzouten een rol spelen. In de darmmucosa worden retinylesters gevormd die in de lever worden opgeslagen als voornaamste opslagvorm van vitamine A. Een teveel aan vitamine A wordt ook gedeeltelijk opgeslagen in het vet. Vanuit de lever wordt retinol afgegeven aan de bloedbaan, waarbij het in plasma gebonden wordt aan 'retinol binding protein' (RBP) [5, 13, 16]. Van het retinol neemt het lichaam 70 tot 90 % op, en van de carotenoïden slechts 9 tot 22 %.

1.2.1.2   Functies

Retinol is belangrijk voor de weerstand. Daarnaast speelt het een rol bij de groei, het gezichtsvermogen en de gezondheid van huid en tandvlees. In de retina is een metaboliet van retinol (Δ11-cis-retinal) betrokken bij de absorptie van lichtfotonen. Retinoïnezuur is een ligand voor de retinoïnezuurreceptoren ('retinoid acid receptors', RARs) en retinoïd-X-receptoren (RXRs) [5, 12, 13, 16]. Deze intracellulaire receptoren fungeren na binding met hun ligand als transcriptiefactoren. Ze binden aan het DNA en activeren daar het afschrijven van specifieke genen die coderen voor vele andere receptoren, waaronder die voor vitamine D, schildklierhormoon en de peroxisoomproliferatiereceptoren (PPARs), belangrijk voor onder andere het vetzuurmetabolisme. Geschat wordt dat retinoïnezuur op deze wijze een rol speelt in de regulatie van ten minste honderd genen [13].

1.2.1.3   Bronnen

Vitamine A wordt vooral opgenomen uit dierlijke producten, zoals vlees en vleeswaren, zuivelproducten, vis en eidooier, in de vorm van retinol en retinylesters. Lever(producten) bevat(ten) aanzienlijke hoeveelheden vitamine A (bijv. 15.000 microgram per 100 g varkenslever). Vitamine A wordt ook toegevoegd aan margarine en halvarine, en aan sommige bak- en braadproducten. Carotenoïden die als provitamine A kunnen fungeren, zitten veel in (donker)groene bladgroente, zoals spinazie, en in koolsoorten, verder veel in wortels. Ook in sommige fruitsoorten, zoals sinaasappelen, mandarijnen, mango's en bananen zitten carotenoïden [12].

1.2.1.4 Behoefte

De aanbevolen dagelijkse hoeveelheid (ADH) voor volwassenen bedraagt 800 μg voor mannen en 680 μg voor vrouwen. (Zie verder de website van het voedingscentrum en het EFSA-panel [12]).

1.2.1.5 Tekorten

Vitamine A-deficiënties zijn in Nederland zeldzaam, maar vormen wereldwijd zeker een probleem, vooral bij jonge kinderen [21]. In Afrika en delen van Azië sterven jaarlijks nog kinderen aan vitamine A-deficiëntie. Vele anderen raken blind als gevolg van xeroftalmie. Daarmee is vitamine A-deficiëntie de belangrijkste oorzaak van te voorkomen blindheid bij kinderen. Andere gevolgen van vitamine A-deficiëntie zijn achterblijvende groei en steriliteit. Hoewel er wat betreft suppletie aanzienlijke vooruitgang wordt geboekt, beschouwt UNICEF vitamine A-deficiëntie nog steeds als een kritische succesfactor voor het reduceren van kindersterfte (https://tinyurl.com/Vitamin-A-Deficiency).

1.2.1.6 Overdosering

Mogelijke overdosering en toxiciteit geven bij vitamine A relatief vaak aanleiding tot voorzichtigheid, ook in vergelijking met andere vitamines. Symptomen van hypervitaminose A zijn onder andere een gebrek aan eetlust, verminderd gezichtsvermogen en oogafwijkingen, hoofdpijn, misselijkheid, vermoeidheid, duizeligheid, spierpijn, haarverlies en/of roodheid en schilferen van de huid. Hoge doses vitamine A zijn teratogeen en kunnen de ongeboren vrucht beschadigen [12]. Daarom wordt het gebruik van lever tijdens de zwangerschap afgeraden. Het therapeutisch toegepaste vitamine A-derivaat isotretinoïne, soms voorgeschreven bij ernstige acne, mag helemaal niet worden gebruikt bij gewenste en bestaande zwangerschap. Sommige bronnen noemen een associatie tussen hoge vitamine A-inname en een verminderde botdichtheid met als mogelijk gevolg een verhoogd risico op osteoporose en fracturen. Dit wordt overigens door het EFSA-panel dat zich met de beoordeling van vitamine A heeft beziggehouden, geclassificeerd als niet-overtuigend [12]. De EFSA heeft de veilige bovengrens voor vitamine A vastgesteld op 3.000 microgram per dag. De omzetting van carotenoïden naar retinol is 'self-limiting' en leidt niet tot overdosering van vitamine A.

Er is veel onderzoek gedaan naar de mogelijke relaties tussen vitamine A- en/of caroteeninname en bepaalde vormen van kanker. Vanwege hun chemische structuur hebben de moleculen in principe een antioxidatieve werking. Vooral deze eigenschap vormde de basis voor de hypothese dat deze stoffen een mogelijk beschermende werking tegen kanker zouden kunnen hebben. In vitro en bij dierstudies werd inderdaad gevonden dat bètacaroteen mogelijk DNA-schade aan gezonde cellen kan verminderen. Deze resultaten konden echter onvoldoende bevestigd worden in talloze klinische onderzoeken waarbij er naar diverse vormen van kanker is gekeken [12]. Daarentegen lieten twee onderzoeken een verhoogd risico zien van het innemen van hooggedoseerde supplementen met bètacaroteen op het ontstaan van longkanker bij rokers en ex-rokers, en een verhoogd risico op overlijden. Op basis van advies van de EFSA wordt aanbevolen om niet meer dan 15 mg bètacaroteen per dag via supplementen te gebruiken. Met de reguliere voeding worden dergelijke hoeveelheden niet gehaald.

Hoge doses bètacaroteen kunnen ook leiden tot een oranje-bruine verkleuring van de huid.

1.2.2   Vitamine B₁ (thiamine)

Het wateroplosbare thiamine heeft een molecuulstructuur, bestaande uit een (zwavelhoudende) thiazol- en een pyrimidine-ring, die via een methyleenbrug aan elkaar gekoppeld zijn (fig. 1.2). In het lichaam komt thiamine vooral in gefosforyleerde vormen voor: als het thiaminemonofosfaat (TMP), thiaminedifosfaat (TDP; ook wel thiaminepyrofosfaat genoemd en dan afgekort als TPP), en als thiaminetrifosfaat (TTP). Daarnaast is er een deel aanwezig als ongebonden thiamine.

Thiamine zit vooral in bloed, skeletspieren, hartspierweefsel, hersenen, lever en de nieren. De totale opslagcapaciteit, geschat op 25–30 mg, is relatief gering, waardoor regelmatige inname nodig is. Het thiaminedifosfaat (TDP/TPP) vormt een belangrijke cofactor voor een aantal enzymen die een rol spelen bij het koolhydraat- en aminozuurmetabolisme. Het komt ook voor in membranen van zenuwvezels en is daarmee belangrijk voor de zenuwgeleiding [6, 22–24].

1.2.2.1   Bronnen

De belangrijkste bronnen van dit vitamine zijn voedingsmiddelen van dierlijke oorsprong, vooral vlees en ook vis, brood en andere graanproducten. In dierlijke producten is thiamine vooral in gefosforyleerde vormen aanwezig, in plantaardig voedsel in de vrije vorm. Gefosforyleerd thiamine wordt in het darmepitheel gedefosforyleerd en als vrij thiamine opgenomen door middel van een verzadigbaar

Figuur 1.2 Thiamine (vitamine B₁), hier als hydrochloride

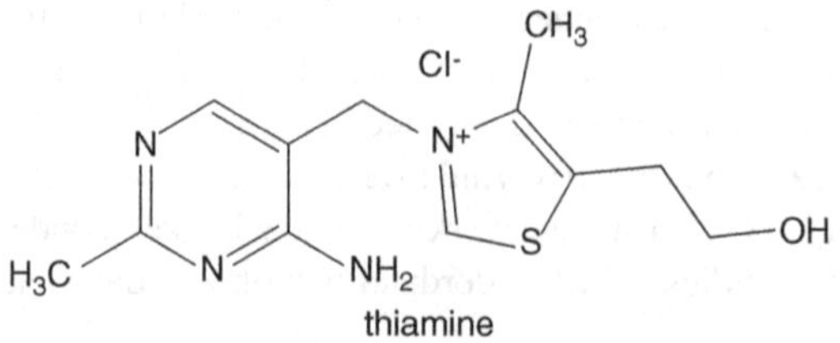

thiamine

transportsysteem. De biologische beschikbaarheid ligt boven de 95 %. Alcohol en bepaalde 'anti-thiamine-factoren' (zoals sommige fenolen, sulfieten en thiaminases) verlagen de biologische beschikbaarheid.

Thiamine wordt ook door micro-organismen in het colon geproduceerd. De epitheelcellen in het colon kunnen dit thiamine opnemen, maar het is onduidelijk in hoeverre deze productie bijdraagt aan de totaal opgenomen hoeveelheid in het lichaam [4].

1.2.2.2 Tekorten

Een tekort aan thiamine leidt vooral tot functionele problemen van het zenuwstelsel, waaronder depressieve gevoelens, een verlaagde irritatiedrempel, concentratieproblemen en geheugenverlies. Andere verschijnselen zijn spierzwakte, verminderde reflexen, verminderde eetlust, gewichtsverlies en maagstoornissen. De meeste verschijnselen zijn reversibel, maar het verlies van functionaliteit van het zenuwstelsel is (deels) blijvend.

De klassieke vorm van een vitamine B_1-tekort wordt beriberi genoemd. Bij 'droge' beriberi ziet men vooral spieratrofie en neurologische stoornissen, bij de 'natte' vorm overheersen cardiovasculaire problemen en oedeem. Een ernstig vitamine B_1-tekort is vaak het gevolg van chronisch overmatig alcoholgebruik in combinatie met een voedingspatroon dat weinig vitamine B_1 bevat. Dit hangt deels samen met een verminderde opname vanuit het maag-darmkanaal. Het geheel van de psychische stoornissen die hierbij optreden (geheugenverlies, dementie en delirium) wordt het Wernicke-Korsakov-syndroom genoemd.

1.2.2.3 Behoefte

De benodigde hoeveelheid thiamine wordt bepaald door het energieverbruik. Voor volwassenen is dit per dag 0,1 mg per megajoule. Voor een gemiddelde volwassen man met een inactieve leefstijl komt dit overeen met 1,15 mg vitamine B_1 per dag. Voor vrouwen met een inactieve leefstijl ligt dit rond de 0,85 mg vitamine B_1 per dag. In supplementen komt thiamine vooral voor als thiaminehydrochloride of als thiaminemononitraat.

1.2.2.4 Overdosering

Er zijn geen duidelijk nadelige effecten bekend van een hoge vitamine B_1-inname. Dit komt waarschijnlijk omdat de opname verzadigbaar is en de stof vrij snel via de urine kan worden uitgescheiden. Er is daarom ook geen bovengrens voor inname vastgesteld.

1.2.3   Vitamine B₂ (riboflavine)

Riboflavine (fig. 1.3; de chemische naam is 7,8-dimethyl-10-ribityl-isoalloxazine) is nodig voor de synthese van FAD (flavine-adeninedinucleotide; riboflavine-5'-fosfaat) en FMN (flavine-mononucleotide), belangrijke co-enzymen die onder andere een rol spelen in de citroenzuurcyclus en de bèta-oxidatie van vetzuren. Daarnaast werken ze als antioxidanten en zijn ze betrokken bij de synthese van andere vitamines. Zo is riboflavine ook betrokken bij het metabolisme van niacine en vitamine B_6, en is FAD nodig voor het enzym methyleentetrahydrofolate-reductase (MTHFR) in de folaatcyclus, en daarmee betrokken bij het metabolisme van homocysteïne.

1.2.3.1   Bronnen

Riboflavine komt in vrije vorm voor in plantaardige producten, en als FAD en FMN in dierlijke producten [23, 25–27]. Belangrijke bronnen zijn melk en melk-producten, vlees en vis, brood en andere graanproducten en groene groentes. Riboflavine gebonden aan eiwitten wordt gehydrolyseerd tot vrij riboflavine en de opname ervan vindt vooral plaats in het proximale deel van de dunne darm. Daarbij spelen actieve en verzadigbare transportmechanismen een rol. Bacteriën in het colon kunnen ook riboflavine maken, dat van daaruit ook (deels) kan worden opgenomen [4, 28]. Het vrije riboflavine wordt opgenomen door de enterocyten, daar gefosforyleerd tot FMN en vervolgens tot FAD. In het plasma is FAD de belangrijkste vorm. Ook voor de opname van riboflavine in de cellen zijn specifieke carriers nodig [26].

Figuur 1.3 Riboflavine
(vitamine B₂)

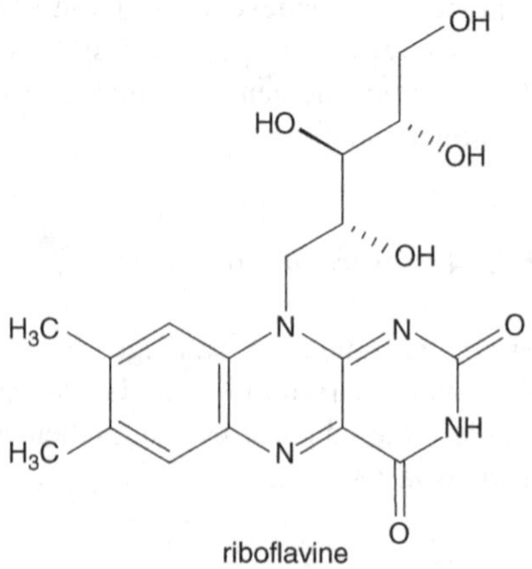

riboflavine

1.2.3.2   Behoefte

De Gezondheidsraad heeft de ADH riboflavine voor volwassenen vastgesteld op 1,6 milligram. Deze behoefte is verhoogd bij zwangerschap, lactatie en een toegenomen energiebehoefte. Riboflavine wordt slechts beperkt opgeslagen, waardoor regelmatige inname belangrijk is.

1.2.3.3   Tekorten

Geïsoleerde deficiënties komen in onze streken weinig voor, maar elders meer en dan vaak in combinatie met beriberi, pellagra of kwashiorkor, bijvoorbeeld wanneer er sprake is van een zeer eenzijdige voeding [29]. De symptomen van deficiëntie zijn niet erg specifiek en omvatten onder andere keelpijn, scheurtjes in de lippen en mondhoeken, een donkerrode tong en huidafwijkingen. Een te lage inname kan bijdragen aan een verhoogd homocysteïnegehalte en bij kinderen kan groeivertraging optreden.

1.2.3.4   Overdosering

Het risico van overdosering is gering, zelfs wanneer de aanbevolen hoeveelheid aanzienlijk wordt overschreden. Een teveel wordt gemetaboliseerd en gemakkelijk uitgescheiden. Wel kan de urine daarbij wat geler dan normaal kleuren. Om die reden is er een maximuminname vastgesteld.

1.2.4   Vitamine B_3 (niacine)

Van niacine (vitamine B_3, ook nog wel aangeduid met de verouderde naam vitamine PP) bestaan verschillende vormen. De belangrijkste in de voeding zijn nicotinezuur en nicotinamide (fig. 1.4) [10, 23, 30, 31].

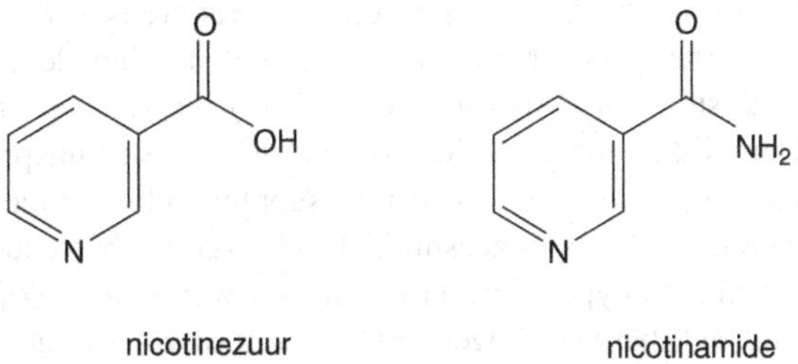

Figuur 1.4   De belangrijkste vormen van niacine (vitamine B_3): nicotinezuur en nicotinamide

nicotinezuur   nicotinamide

Twee andere vormen, nicotine-mononucleotide en nicotinamide-riboside, worden wel in supplementen toegepast. Uit niacine worden de nicotinamide-adeninenucleotiden NAD^+ en $NADP^+$ gemaakt. Deze moleculen zijn betrokken bij de overdracht van elektronen in verschillende belangrijke reacties van het energiemetabolisme, zoals de glycolyse, de citroenzuurcyclus, de synthese van vetzuren en steroïden enzovoort [10, 30]. Niacine zelf kan worden gesynthetiseerd uit het essentiële aminozuur tryptofaan, waarbij 60 mg tryptofaan 1 mg niacine levert.

1.2.4.1 Bronnen

Niacine komt voor in verschillende voedingsmiddelen: vlees en vis, gevogelte, noten, zaden en graanproducten.

1.2.4.2 Behoefte

De hoeveelheid benodigde niacine is afhankelijk van de energiebehoefte. De ADH voor volwassenen is 1,6 mg vitamine B_3 (NE, niacine-equivalenten) per MJ (5,5 mg NE/1.000 kcal). Gecorrigeerd voor energiebehoefte maakt de EFSA geen onderscheid tussen volwassenen en kinderen vanaf 7 maanden.

1.2.4.3 Tekorten

In Nederland zijn geïsoleerde vitamine B_3-deficiënties zeer zeldzaam. Ze komen vooral voor in tropische streken en kunnen dan leiden tot pellagra. Dit is een potentieel levensbedreigende aandoening, gekarakteriseerd door onder andere dermatitis, diarree en dementie [9, 10, 30]. Pellagra hangt ook vaak samen met een te lage inname van tryptofaan als gevolg van eenzijdige, eiwitarme voeding, zoals een dieet dat overwegend uit maïs bestaat.

1.2.4.4 Overdosering

De EFSA heeft de aanvaardbare bovengrens voor nicotinamide bij volwassenen vastgesteld op 900 mg. Voor nicotinezuur ligt deze veel lager, op 10 mg, omdat deze stof kan leiden tot (reversibele) bloedvatverwijding in de huid ('flushing'). Dergelijke hoeveelheden zullen in de voedingspraktijk alleen voorkomen bij inname van hooggedoseerde supplementen. Nicotinezuur en derivaten ervan worden ook als geneesmiddel gebruikt bij bepaalde vormen van hypercholesterolemie en hypertriglyceridemie (www.farmacotherapeutischkompas.nl). De dosering ligt dan veel hoger (500 mg/dag of zelfs hoger) dan die met voeding bereikt kan worden. De bijwerking flushing, alsook hoofdpijn wordt daarbij frequent gemeld. Daarnaast krijgt een mogelijke toename van het risico op diabetes bij dergelijke farmacologische doseringen momenteel veel aandacht [10].

1.2.5 Vitamine B₅ (pantotheenzuur)

Het wateroplosbare pantotheenzuur (vitamine B_5; fig. 1.5) kan door micro-organismen worden gemaakt uit bèta-alanine en een alfahydroxyzuur (pantoïnezuur), via de vorming van een amideband [32].

De biologisch actieve vorm (stereo-isomeer) is het D-pantotheenzuur. Pantotheenzuur is een onderdeel van co-enzym A en van acyl-carrier-eiwitten. Co-enzym A speelt een algemene rol bij de overdracht van acyl-(vetzuur)groepen, een proces dat belangrijk is bij zowel de synthese als de oxidatieve afbraak van vetzuren en aminozuren. Acyl-carrier-eiwitten verzorgen de overdracht van vetzuren aan enzymen die betrokken zijn bij de vetzuursynthese en zijn belangrijk bij de elektronentransportketen in de mitochondriën. Daarnaast is pantotheenzuur betrokken bij de synthese van neurotransmitters en bepaalde hormonen, en speelt het zo een rol bij groei en herstel.

1.2.5.1 Bronnen

Mensen kunnen geen pantotheenzuur maken en zijn daarom afhankelijk van de opname uit het dieet [23, 33, 34]. Pantotheenzuur komt in veel verschillende voedingsmiddelen voor, zoals vlees, vis, eieren, aardappelen, peulvruchten, avocado, melk(producten), groente en fruit. Micro-organismen in het colon kunnen pantotheenzuur synthetiseren en dit kan worden opgenomen door de epitheelcellen in de wand van de dikke darm (colonocyten). Over de bijdrage van deze bron aan de totale behoefte is echter niets bekend [4].

1.2.5.2 Behoefte

Voor pantotheenzuur is geen ADH vastgesteld. De adequate inname (AI) wordt geschat op 5 milligram/dag voor volwassenen. Er wordt gesuggereerd dat roken, inspanning en infecties de behoefte hoger maken.

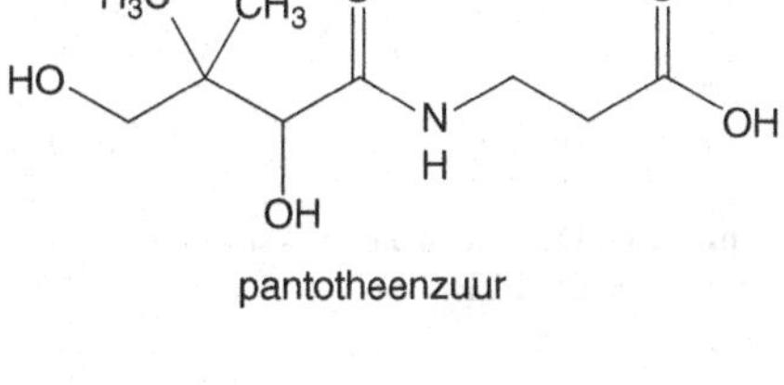

Figuur 1.5 Pantotheenzuur (vitamine B₅)

pantotheenzuur

1.2.5.3   Tekorten

Deficiënties worden weinig beschreven. Gerapporteerd zijn tintelingen van tenen en voeten, vermoeidheid, misselijkheid en een toegenomen vatbaarheid voor infecties.

1.2.5.4   Overdosering

Effecten van overdosering zijn niet bekend, zelfs niet na inname van hoeveelheden die vele malen hoger zijn dan de AI. Er is daarom geen bovengrens voor inname vastgesteld.

1.2.6   Vitamine B_6 (pyridoxal)

De term vitamine B_6 is een verzamelnaam voor een aantal verbindingen, aangeduid met de term vitameren, die kunnen worden omgezet naar het pyridoxal-5-fosfaat (PLP) (fig. 1.6). B_6-vitameren die in de voeding en in weefsels voorkomen zijn het PLP zelf, pyridoxal (PL), pyridoxine (PN), pyridoxinefosfaat, pyridoxamine (PM), pyridoxamine-5'-fosfaat (PMP) en 5'-O-(bèta-d-glycopyranosyl)pyridoxine (PNG). Deze verbindingen verschillen in een variabele groep op de 4-positie van de pyridine-ring en kunnen deels in elkaar worden omgezet [23, 35].

1.2.6.1   Functies

PLP is de biologisch actieve vorm en dient als cofactor in verschillende biochemische reacties. PMP en PNP hebben daarnaast ook functies als katalysatoren en cofactoren in een aantal biochemische reacties [36, 37]. Bij elkaar genomen

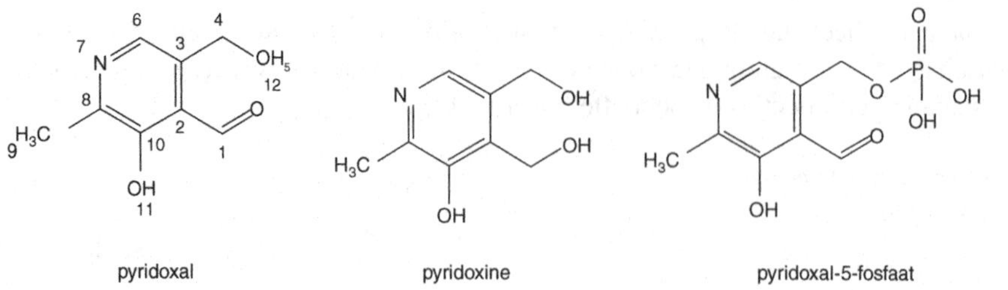

pyridoxal   pyridoxine   pyridoxal-5-fosfaat

Figuur 1.6 De drie belangrijkste vitameren van vitamine B_6: pyridoxal, pyridoxine en pyridoxal-5-fosfaat (PLP)

spelen de vitamine B_6-vitameren een rol in meer dan honderd verschillende processen, waaronder diverse transaminerings- en decarboxyleringsreacties, maar ook bij de synthese van porfyrine, de mobilisatie van glycogeen, de transsulfurering van aminozuren, zoals homocysteïne en cystathione (zie ook par. 1.2.8 en 1.2.9 en fig. 1.9), en de synthese van neurotransmitters [23, 38].

1.2.6.2   Bronnen

Pyridoxine komt onder andere voor in granen, vlees, vis, eieren, kaas, aardappelen en in bepaalde groente- en fruitsoorten. In planten gaat het daarbij om geglycosyleerde vitameer 5'-O-(bèta-d-glycopyranosyl)pyridoxine (PNG), die door hydrolyse via een glucosidase eveneens wordt omgezet in pyridoxine.

Alle vormen van vitamine B_6 worden opgenomen door de darmcellen en omgezet in pyridoxal. Dit wordt via het bloed naar de lever vervoerd, waar het wordt omgezet in het biologisch actieve PLP. Er is ook gerapporteerd dat pyridoxine door bacteriën in het colon geproduceerd kan worden. Het is echter nog onduidelijk in welke mate dit wordt opgenomen en wat de bijdrage aan de totale inname is [4, 39].

Vitamine B_6 wordt vooral in de lever opgeslagen in de vorm van PLP en gebonden aan glycogeenfosforylase. Ongeveer 10 % wordt opgeslagen in de spieren. De totale hoeveelheid vitamine B_6 in het lichaam wordt vrij strak gereguleerd. Suppleren met vitamine B_6 of juist het beperken van de inname ervan heeft niet direct invloed op de opgeslagen hoeveelheid in spierweefsel. De plasmaconcentratie daarentegen vertoont veel meer schommelingen.

De belangrijkste metaboliet van pyridoxine is het 4-pyridoxinezuur (PA). Deze wordt uitgescheiden in de urine. Wanneer hogere doses pyridoxine worden ingenomen, kan dit ook onveranderd in de urine verschijnen.

1.2.6.3   Behoefte

De ADH is 1,5 mg voor vrouwen en mannen tot 50 jaar en iets hoger voor oudere volwassenen. Ook gedurende de zwangerschap en lactatie zijn de aanbevelingen iets hoger: 1,9 mg per dag. Deze iets hogere aanbeveling voor ouderen is gebaseerd op het gegeven dat bij hen de absorptie en fosforylering minder lijkt te zijn, terwijl de afbraak sneller gaat. Over deze hogere behoefte van ouderen bestaat overigens ook discussie [40].

1.2.6.4   Tekorten

Vitamine B_6-deficiëntie lijkt zeldzaam in Nederland. Een af en toe gerapporteerde oorzaak is een interactie met het geneesmiddel levodopa, dat bij de ziekte van Parkinson wordt gebruikt [41]. De primaire symptomen zijn microcytaire anemie,

immuunstoornissen, bloedarmoede, scheurtjes in de mondhoeken en zenuwaan-
doeningen (met afwijkingen in het EEG). Bij dit laatste kan het in ernstige gevallen bijdragen aan depressie, hoewel vooral perifere neuropathie op de voorgrond
treedt.

1.2.6.5   Overdosering

In vergelijking met deficiëntie komt overdosering van vitamine B_6 veel vaker voor.
De oorzaak lijkt vooral te liggen in de consumptie van voedingssupplementen met
extreem hoge hoeveelheden. Het bijwerkingencentrum Lareb ontving bijvoorbeeld
de laatste jaren meer dan honderd meldingen van kennelijke overdosering van
vitamine B_6. Daarbij was meestal sprake van perifere polyneuropathie en andere
neurologische verschijnselen die verdwenen nadat suppletie met vitamine B_6
gestopt was.

Opmerkelijk is dat de symptomen van overdosering veel lijken op die welke
ook bij deficiënties worden waargenomen [42]. Neurotoxische verschijnselen als
een doof gevoel, tintelingen ('burning feet syndrome') en spierpijn aan handen en
voeten zijn het meest opvallend [43].

In vele, maar wellicht niet in alle, gevallen was er sprake van doseringen in
de orde van vele tientallen tot honderden milligrammen. Hoewel de Amerikaanse
autoriteiten (USDA) als veilige bovengrens 100 mg hanteren, heeft de EFSA
besloten tot een veilige limiet van 25 mg per dag. Ingegeven door de vele meldingen over bijwerkingen is deze in Nederland sinds eind 2018 verlaagd naar 21 mg
per dag.

Het is overigens niet altijd duidelijk waardoor de toxiciteit veroorzaakt wordt.
Sommige personen vertonen geen symptomen bij doseringen van vele honderden
milligrammen. Onderzoekers uit Maastricht hebben gesuggereerd dat de toxische
verschijnselen wellicht veroorzaakt worden doordat pyridoxine het actieve PLP
zou verdringen. Daarmee zou het ook een verschil maken in welke vorm vitamine
B_6 gesuppleerd zou worden. Nu is dat vaak pyridoxine-HCl, wat waarschijnlijk
leidt tot een aanzienlijke afgifte van pyridoxine binnen een kort tijdsbestek [42].
Ondanks deze mogelijke verklaring lijkt er fysiologisch gezien weinig reden om
doseringen te geven die meer dan tien keer zo hoog liggen als de ADH, en zelfs bij
consumptie van enorme hoeveelheden vitamine B_6-rijke voedingsmiddelen nooit
gehaald kunnen worden.

1.2.7   Biotine (vitamine B_8)

Biotine is een bicyclisch stikstof- en zwavelhoudend wateroplosbaar vitamine
(fig. 1.7). De enige vorm die gevonden wordt in de natuur is de biologisch actieve
D(+)-isomeer [44, 45].

Figuur 1.7 Chemische
structuur van biotine
(vitamine B_8)

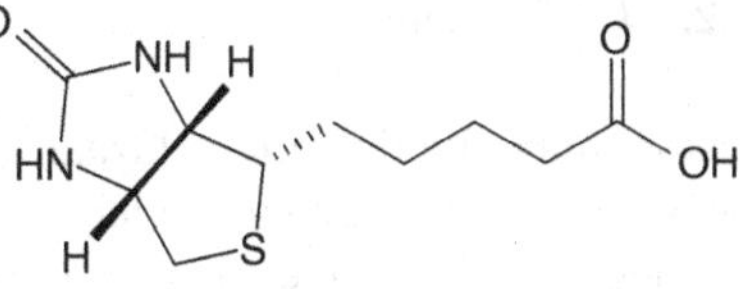

biotine

De naamgeving van biotine kan soms verwarrend zijn omdat biotine in sommige landen, onder andere de VS, ook wordt aangeduid als vitamine B_7. Extra verwarrend is dat de term vitamine B_8 dan soms weer voor de stof inositol wordt gebruikt. Omdat inositol door het lichaam zelf kan worden gemaakt en er ook geen tekorten bekend zijn, rekenen we deze stof in Nederland niet tot de vitamines. Eveneens verwarrend kan zijn dat men voor biotine ook nog weleens de verouderde naam vitamine H tegenkomt.

1.2.7.1   Functies

Biotine fungeert als cofactor voor vijf verschillende carboxyleringsenzymen, waaronder acetyl-CoA-carboxylase en pyruvaatcarboxylase. Deze katalyseren belangrijke stappen in het metabolisme van vetzuren, glucose en aminozuren. Biotine speelt ook een belangrijke rol bij de histonmodificatie, genregulatie en cellulaire communicatie [23, 44, 46]. In de voeding én in weefsels komt biotine zowel voor in de vrije vorm als gebonden aan eiwit. In het maag-darmkanaal wordt biotine vrijgemaakt met behulp van protease en peptidasen. Het vrije biotine wordt opgenomen in de dunne darm, en het meeste biotine wordt opgeslagen in de lever.

1.2.7.2   Bronnen

Biotine komt in tal van verschillende voedingsmiddelen voor, waaronder eieren, melk, sojaproducten, bloemkool, paddenstoelen, noten en pinda's. Het kan ook worden gemaakt door intestinale bacteriën [4], hoewel de hoeveelheid relatief gering lijkt ten opzichte van de AI [39].

1.2.7.3   Behoefte

Voor biotine is er geen ADH vastgesteld. Voor volwassenen wordt de AI geschat op 40 microgram per dag.

1.2.7.4 Tekorten

Tekorten aan biotine zijn zeldzaam. Verschijnselen die worden gerapporteerd zijn onder andere verminderde glucosetolerantie, huidafwijkingen, ontstekingen aan de tong, verminderde eetlust, vermoeidheid, spierpijn, bloedarmoede en depressie. Deze symptomen kunnen verergeren als er ook sprake is van pantotheenzuur-deficiëntie. De stof avidine, die in rauw kippeneiwit voorkomt, bindt zich aan biotine, waardoor biotine niet meer kan worden opgenomen. Avidine is echter niet tegen verhitting bestand, zodat gekookte of gebakken eieren deze stof niet meer bevatten.

1.2.7.5 Overdosering

Er zijn geen nadelige effecten bekend van een – zelfs zeer – hoge biotine-inname. Daarom is er geen bovengrens vastgesteld.

1.2.8 Foliumzuur (vitamine B_{11})

Foliumzuur (pteroylglutaminezuur, PGA; ook wel pteroylmonoglutaminezuur, PGM) is een van de vele biologisch actieve folaten. De folaten vormen een groep vitameren met vergelijkbare activiteit, die allemaal zijn afgeleid van PGA [7, 23, 47, 48]. Foliumzuur zelf komt in de natuur weinig voor. Vanwege de stabiliteit van de stof en de lage prijs wordt het echter wel veel gebruikt in supplementen en om voedingsproducten mee te fortificeren.

Het foliumzuurmolecuul is opgebouwd uit een pteridine-ring die via een methyleenbrug is gekoppeld aan para-aminobenzoëzuur (PABA) (fig. 1.8). Foliumzuur zelf is volledig geoxideerd en de C-atomen zijn niet gesubstitueerd. Natuurlijke folaten daarentegen zijn vooral in een gereduceerde vorm aanwezig als dihydro- of tetrahydrofolaten (THF) en zijn vaak gesubstitueerd, bijvoorbeeld met methyl, formyl, methyleen of methenylgroepen. Vaak zitten er aan het molecuul één of meerdere glutamaten gekoppeld, die dan samen polyglutamaatstaart worden genoemd.

Foliumzuur en andere folaten worden wel aangeduid met de term vitamine B_{11}, en in sommige landen ook als vitamine B_9, hetgeen nog weleens tot verwarring leidt. De verschillende folaten fungeren als co-enzym bij de overdracht van chemische groepen met één koolstofatoom (zoals methyl-, methyleen- en formylgroepen). In de Engelstalige literatuur worden hiervoor de termen 'one-carbon metabolism' en 'single-carbon metabolism' gebruikt [49]. In dit proces spelen ook pyridoxine (vitamine B_6), cobalamine (vitamine B_{12}; par. 1.2.9) en homocysteïne een rol (fig. 1.9).

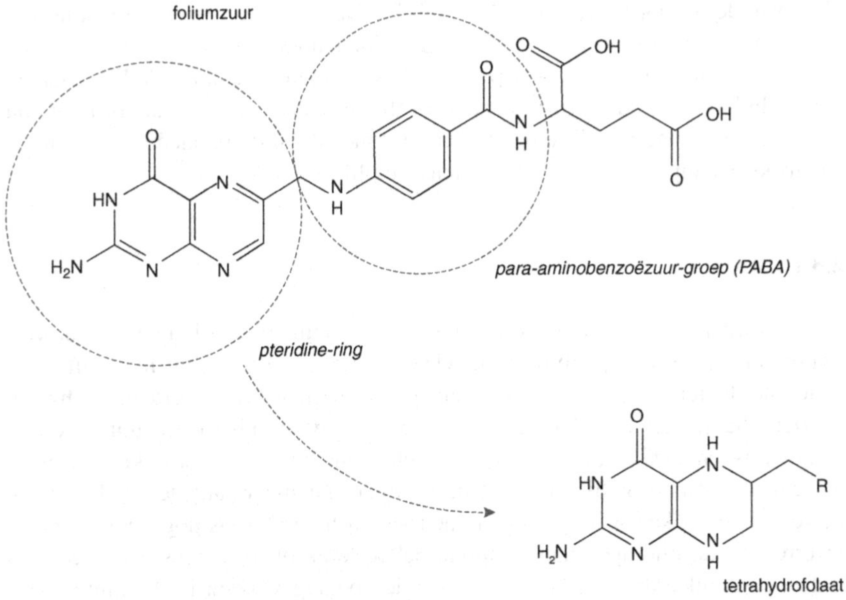

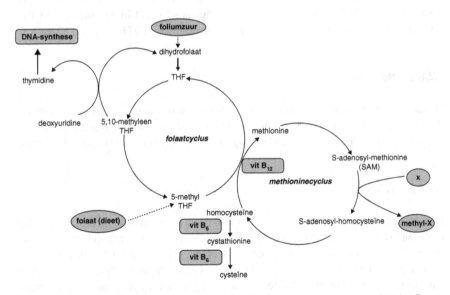

Figuur 1.8 Foliumzuur en tetrahydrofolaat (THF)

Figuur 1.9 Het metabolisme van foliumzuur, de methioninecyclus en de rol van vitamine B_6 en B_{12} daarbij

Een van de belangrijkste folaatafhankelijke reacties is de omzetting van homocysteïne in methionine bij de synthese van S-adenosyl-methionine (SAM), een belangrijke donor van methylgroepen [50]. Een andere folaatafhankelijke reactie is de methylering van deoxyuridinezuur tot thymidinezuur tijdens de vorming van DNA. Een verstoring van deze reactie leidt tot megaloblastaire anemie, een van de belangrijkste symptomen van folaatdeficiëntie [48].

1.2.8.1 Bronnen

Folaten worden van nature vooral opgenomen vanuit groene bladgroenten, volkorenproducten, brood, peulvruchten, vlees (lever) en in mindere mate uit melk en melkproducten [48]. Folaten kunnen ook worden geproduceerd door diverse bacteriën die in het darmkanaal aanwezig zijn, waaronder melkzuurbacteriën, *Bacteroides*- en *Bifido*-species. De hoeveelheden die in de darm kunnen worden gemaakt, zijn vergelijkbaar met de normale inname vanuit de voeding [51]. Hoewel dit folaat kan worden opgenomen vanuit het colon, is nog onduidelijk in hoeverre dit kan bijdragen aan de totale behoefte en of dit proces eventueel kan worden gestimuleerd [48, 51]. Folaten uit de voeding worden in de dunne darm gehydrolyseerd tot hun monoglutamaten, die vervolgens via actief transport worden opgenomen [52]. Bij hoge doses vindt er ook passieve diffusie plaats. Voordat de monoglutamaatvorm in de bloedbaan komt, wordt hij omgezet in THF (door het enzym dihydrofolaatreductase), en vervolgens omgezet in een methyl- of formylvorm. In het plasma is de belangrijkste vorm 5-methyl-THF [48, 51, 53].

1.2.8.2 Behoefte

De aanbevolen dagelijkse hoeveelheid folaat voor volwassen mannen en vrouwen is door de Gezondheidsraad vastgesteld op 300 microgram. Deze is uitgedrukt in voedingsfolaatequivalent (DFE), waarbij 1 µg DFE overeenkomt met 0,6 µg foliumzuur.

1.2.8.3 Tekorten

Een te lage inname en/of foliumzuurstatus wordt in verband gebracht met het ontstaan van neuralebuisdefecten en andere aangeboren afwijkingen, neurodegeneratieve aandoeningen, hart- en vaatziekten, en sommige vormen van kanker [51]. Een deel van deze effecten lijkt direct samen te hangen met een remming van celdeling, waarbij snel prolifererende cellen, zoals erytrocyten en immuuncellen, het meest beïnvloed worden. Bij folaatdeficiëntie vertonen erytroblasten een voortijdige sterfte (ineffectieve erytropoëse), zoals blijkt uit verhoogde serumconcentraties van bilirubine en lactaatdehydrogenase. Hoewel de processen die leiden tot neuralebuisdefecten slechts ten dele worden begrepen, speelt een verstoorde methylering van DNA, RNA, eiwitten en lipiden waarschijnlijk een rol [54].

Op zichzelf staande folaatdeficiënties zijn zeldzaam en gaan meestal samen met tekorten aan andere nutriënten. Oorzaken zijn vaak slechte eetgewoontes, chronisch alcoholgebruik of malabsorptie. Net als bij vitamine B_{12}-deficiënties kan er bij een folaattekort megaloblastaire anemie optreden. Dit kan gepaard gaan met algemene malaise, vermoeidheid, concentratieproblemen, hoofdpijn en hartkloppingen. Andere symptomen die kunnen optreden, zijn een ruwe tong met ulcera, veranderingen in de pigmentatie van huid, haar en nagels, gastro-intestinale klachten en een verhoging van de plasmahomocysteïneconcentraties.

Wat betreft de ongeboren vrucht leiden een te geringe inname en lage foliumzuur-status tot een verhoogd risico op het krijgen van een kind met een neuralebuisdefect alsook een laag geboortegewicht, vroegtijdige geboorte en foetale groeivertraging. Omdat de ontwikkeling van het zenuwstelsel al zeer snel na de conceptie begint, wordt vrouwen die zwanger willen worden of zwanger zijn aangeraden om dagelijks 400 microgram foliumzuur te suppleren, vanaf vier weken voor tot acht weken na de conceptie. Onderzoeken met foliumzuursuppletie vóór de conceptie en voortgezet gedurende de eerste twaalf weken van de zwangerschap hebben overtuigend bewijs opgeleverd dat hiermee het optreden van neuralebuisdefecten met 70 % kan worden verminderd [55].

Hoewel is gesuggereerd dat het slikken van extra foliumzuur ook voor toekomstige vaders zinvol zou zijn, bestaat hiervoor geen duidelijk bewijs. Bij onderzoek dat in die richting wijst, gaat het vaak om zeer hoge doses en om specifieke gevallen [56].

In meer dan tachtig landen vindt fortificatie met foliumzuur plaats; in de VS bij bijvoorbeeld graanproducten en maïsmeel [57]. Als doel wordt niet alleen het verlagen van het aantal congenitale afwijkingen genoemd, maar (soms) ook het streven naar een verlaagd risico op bloedarmoede en cardiovasculaire aandoeningen.

1.2.8.3.1   Folaat, hyperhomocysteïnemie en cardiometabole ziekten

Homocysteïne (Hcy) maakt deel uit van de methioninecyclus, die op zijn beurt weer wordt aangestuurd door de folaatcyclus (fig. 1.9). Hyperhomocysteïnemie (gedefinieerd als een plasmagehalte van meer dan 15 μmol/l) wordt gezien als algemene risicofactor voor het optreden van cardiovasculaire en neurologische aandoeningen, hoewel de causale relaties onduidelijk zijn [58–62]. Ook specifiek bij diabetespatiënten wordt een hoog homocysteïnegehalte in verband gebracht met een groter risico op hart- en vaatziekten [63] en vroegtijdig overlijden [64]. Verder is er een associatie gevonden met insulineresistentie en suggereerde een Mendeliaanse randomisatiestudie dat een hoog homocysteïnegehalte mogelijk een causale rol speelt bij de ontwikkeling van diabetes type 2 [65].

Foliumzuur – alleen of in combinatie met andere B-vitamines (B_{12}, B_6) – kan effectief zijn om homocysteïneconcentraties te verlagen [63, 66]. Over het nut van het op deze manier gericht verlagen van het homocysteïnegehalte bestaat echter twijfel. Met betrekking tot diabetes type 2 (T2D) concludeerde een recente meta-analyse dat foliumzuursuppletie alleen of in combinatie met andere B-vitamines gunstig zou kunnen zijn voor de glucosehomeostase en de vermindering van insulineresistentie [67]. Wel wordt geconcludeerd dat er onvoldoende gegevens zijn om definitief te bepalen of foliumzuursuppletie de ontwikkeling van T2D kan beïnvloeden.

1.2.8.3.2   Folaat en kanker

Ook over de relatie tussen folaat en kanker bestaat nog steeds discussie. Diverse epidemiologische studies en studies bij proefdieren suggereren dat een lage folaatstatus het risico op verschillende vormen van kanker zou verhogen. Daarentegen wordt een hoge foliumzuurinname gezien als mogelijke risicofactor voor met name colonkanker. Dit lijkt te wijzen op het bestaan van een U-vormige dosis-effectrelatie, waarbij zowel een tekort als een overmatige inname van foliumzuur of folaten het risico op (darm)kanker kan verhogen. Mogelijk speelt hierbij een rol dat folaten enerzijds het primaire ontstaansproces van tumoren remmen, maar anderzijds de groei van bestaande tumoren zouden kunnen stimuleren. Duidelijk is dat folaten epigenetische effecten op het DNA hebben en daarmee de gentranscriptie kunnen beïnvloeden [51].

Remming van de intracellulaire folaatsynthese door middel van folaatantagonisten is ook een bekende en vaak effectieve manier om de proliferatie van snel delende cellen te remmen [68]. Dit principe wordt in de geneeskunde toegepast bij bepaalde ontstekingen om de groei van tumoren te remmen (bijvoorbeeld methotrexaat) en bij de bestrijding van infecties met bacteriën en de malariaparasiet (bijvoorbeeld sulfonamiden en trimethoprim) [69].

1.2.8.3.3   Folaat en neurologische aandoeningen

Net als bij hart- en vaataandoeningen lijkt hyperhomocysteïnemie een onafhankelijke risicofactor te zijn voor cerebrovasculaire aandoeningen en dementie. Er is gesuggereerd dat homocysteïne neurotoxisch werkt en/of pro-inflammatoire effecten heeft op onder andere het endotheel [59, 61, 70]. Om deze redenen is voorgesteld om folaat en vitamines B_6/B_{12} te suppleren bij ouderen met cognitieve stoornissen en een verhoogd homocysteïnegehalte. Dit zou de snelheid waarmee hersenatrofie optreedt en daarmee cognitieve achteruitgang vertragen [61]. Anderen zijn overigens veel sceptischer en stellen dat gerandomiseerde gecontroleerde onderzoeken geen duidelijk effect laten zien van het toedienen van foliumzuur en vitamine B_6/B_{12} op het cognitief functioneren [70].

1.2.8.3.4   Polymorfismen en de folaatcyclus

Het enzym 5,10-methyleentetrahydrofolaatreductase (MTHFR) verzorgt een belangrijke stap in het folaatmetabolisme: het zet 5,10-methyleentetrahydrofolaat om in 5-methyl-tetrahydrofolaat (fig. 1.9). De eerste verbinding is nodig voor de synthese van thymidinenucleotiden, terwijl 5-methyltetrahydrofolaat nodig is voor de omzetting van homocysteïne in methionine. De MTHFR-polymorfismen 677 C > T en 1298 A > C leiden tot een enzym met een verminderde activiteit [48, 71].

Bij de 677 C > T-variant is de activiteit van het enzym in respectievelijk hetero- en homozygoten verlaagd tot 65 % en 30 % van de normale activiteit. Dit leidt tot verhoogde plasmaconcentraties van homocysteïne. De 1298 A > C-substitutie heeft een minder sterk effect op de resterende activiteit, die bij homozygoten nog 60 % is. Een verlaagde activiteit van het enzym MTHFR leidt tot verlaagde intracellulaire tetrahydrofolaatconcentraties. In Nederland is ongeveer 8 % van de bevolking homozygoot voor de 677 C > T (TT)-variant. Per (sub)populatie kunnen aanzienlijke verschillen bestaan, variërend van 1 % bij mensen met een Afrikaanse achtergrond tot 25 % van hen met een Zuid-Amerikaans-Spaanse achtergrond. De afname van methyleringscapaciteit kan gevolgen hebben voor het risico op congenitale afwijkingen.

1.2.8.4 Overdosering

Van een hoge inname van natuurlijk foliumzuur vanuit de voeding zijn nooit nadelige effecten gerapporteerd. Wel wordt een hoge inname van synthetisch foliumzuur (uit supplementen of uit verrijkte voeding) afgeraden. Het is niet duidelijk waar het optimum ligt van de eerder genoemde U-vormige dosis-effectrelatie tussen folaat en (colon)kanker [51]. Ook is onduidelijk hoe dit verband ligt voor enerzijds natuurlijke folaten en anderzijds synthetisch foliumzuur. Er is ook gesuggereerd dat synthetisch foliumzuur specifieke neveneffecten op het immuunsysteem zou kunnen hebben. Tot slot kan een hoge inname van synthetisch foliumzuur een (ernstig) tekort aan vitamine B_{12} maskeren. Om deze redenen heeft de Gezondheidsraad als bovengrens voor volwassenen de inname aan PGA vastgesteld op 1.000 microgram (ruim drie keer de ADH van volwassenen).

1.2.9 Vitamine B_{12} (cobalamine)

Vitamine B_{12} heeft een vrij ingewikkelde molecuulstructuur die bestaat uit een zogeheten corrine-ring waarin centraal een cobalt-ion vastzit (fig. 1.10). Deze corrine-ring is enigszins verwant aan de porfyrine-ring van het haemeiwit [72, 73].

Over de vraag welke organismen vitamine B_{12} kunnen maken, bestaat nog weleens discussie. Voorlopig wordt algemeen aangenomen dat alleen sommige bacteriën dit kunnen, via een vrij ingewikkelde syntheseroute. Dit geldt ook voor bepaalde bacteriën in het menselijke maag-darmkanaal, zowel in het ileum als in het colon [74]. In het colon is deze productie het grootst, maar het vitamine B_{12} dat daar wordt gemaakt kan niet worden opgenomen. Voor het in het ileum geproduceerde vitamine B_{12} geldt dat ten dele wel. Daartegenover staat dat het darmkanaal

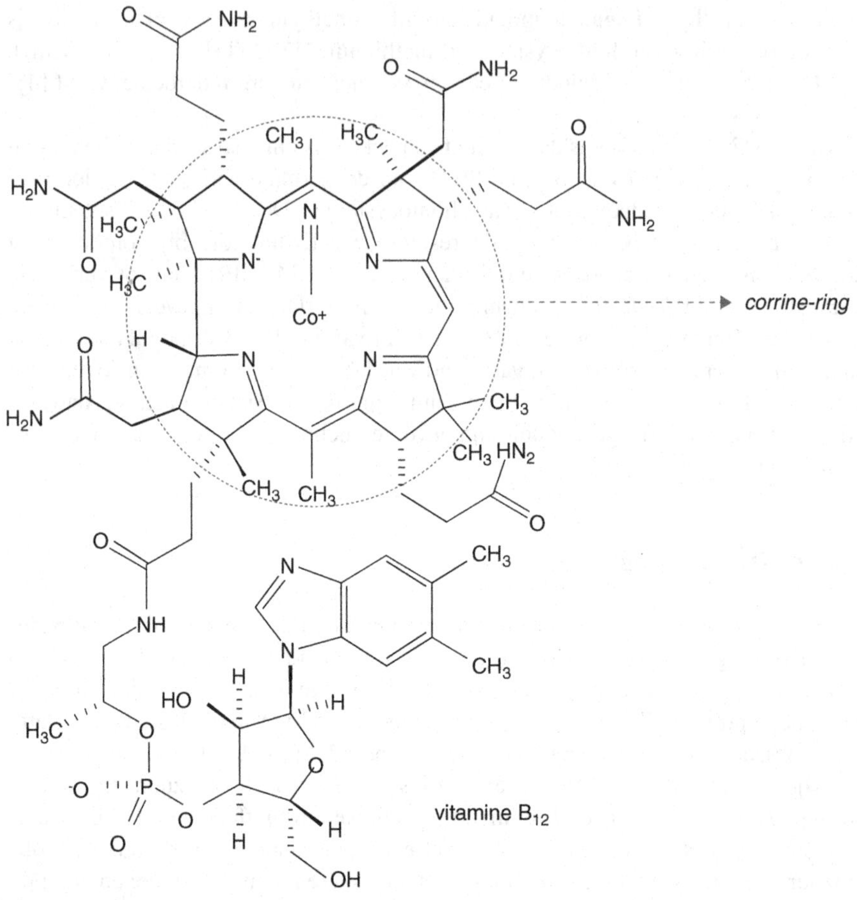

Figuur 1.10 Vitamine B_{12} (cobalamine)

ook bacteriën bevat die zelf vitamine B_{12} gebruiken voor de synthese van propi-
onzuur. In het geval van SIBO (small intestinal bacterial overgrowth), een situatie
waarbij er sprake is van een sterk toegenomen populatie van onder andere propion-
zuurbacteriën in de dunne darm, kan de balans zelfs doorschieten en dit kan leiden
tot vitamine B_{12}-tekorten [50, 75]. Risicofactoren voor het ontstaan van SIBO zijn
onder andere de leeftijd en het gebruik van maagzuurremmers.

1.2.9.1 Bronnen

Hoewel sommige plantaardige voedingsmiddelen en voedingssupplementen, waaronder gefermenteerde producten en microalgen, soms vitamine B_{12} kunnen bevatten, wordt er algemeen van uitgegaan dat dit komt van de bacteriën die aanwezig

zijn in de bodem of via bemesting op het product terecht zijn gekomen, of door bacteriën die normaal op het product zelf leven [76]. Soms worden in dergelijke producten ook niet-actieve moleculen met een verwante structuur, aangeduid als 'pseudovitamine B_{12}', gevonden. Vanwege de overeenkomst in chemische structuur met die van vitamine B_{12} zelf wordt er met sommige analysemethoden onvoldoende onderscheid gemaakt, hetgeen tot (verdere) verwarring kan leiden. Via bacteriën kunnen gefermenteerde plantaardige producten, bijvoorbeeld tempeh, wel (redelijk) hoge concentraties bereiken [77].

Met uitzondering van veganisten zullen de meeste consumenten hun vitamine B_{12} uit dierlijke producten halen. Voedingsmiddelen rijk aan vitamine B_{12} zijn onder anderen lever, vlees en vis, eieren en melk. Deze bevatten vooral methylcobolamine en 5-deoxy-adenosylcobalamine, die kunnen worden omgezet in aquacobolamine and cyanocobolamine [23, 73].

1.2.9.2 Functies

Vitamine B_{12} is onder andere nodig bij de vorming van rode bloedcellen, de opbouw en het onderhoud van het zenuwstelsel en de synthese van DNA. Samen met pyridoxine (vitamine B_6; par. 1.2.6) en folaat (par. 1.2.8) speelt het een belangrijke rol in de methionine-homocysteïnecyclus (fig. 1.9). Vitamine B_{12} fungeert als cofactor voor het enzym methioninesynthase en L-methylmalonyl-CoA-mutase. Methioninesynthase katalyseert de omzetting van homocysteïne naar methionine. Methionine is noodzakelijk voor de vorming van S-adenosylmethionine (SAM), dat als uiteindelijke methyldonor fungeert voor talloze substraten waaronder DNA, RNA, hormonen, eiwitten en lipiden. Vitamine B_{12} is ook betrokken bij de omzetting van methylmalonyl-CoA tot succinyl-CoA, gekatalyseerd door het enzym methylmalonyl-CoA-mutase, waarbij adenosyl-B_{12} als cofactor optreedt. Succinyl-CoA is een belangrijke intermediair in de citroenzuurcyclus. In het geval van vitamine B_{12}-deficiëntie accumuleren de substraten van beide vitamine B_{12}-afhankelijke reacties en zijn zowel de spiegels van methylmalonzuur als homocysteïne verhoogd [50].

In de voeding is vitamine B_{12} gebonden aan eiwitten. In de maag wordt het vrijgemaakt onder invloed van zoutzuur en proteases. Mensen die langdurig maagzuurremmers zoals protonpompremmers gebruiken, lopen daardoor een verhoogd risico op vitamine B_{12}-deficiënties [78]. In het geval van synthetisch vitamine B_{12}, zoals in supplementen of voedingsmiddelen waaraan het is toegevoegd, is deze stap niet nodig. Het vrije vitamine B_{12} wordt in de maag gebonden aan 'intrinsic factor', een glycoproteïne dat wordt afgegeven door de pariëtaalcellen. Dit complex wordt opgenomen via een actief endocytoseproces in het ileum. Van een dosering van 1 µg wordt ongeveer 56 % geabsorbeerd. Bij hogere doseringen kan de capaciteit van het intrinsic factor limiterend worden.

1.2.9.3 Tekorten

Omdat vitamine B_{12} wordt opgeslagen in het lichaam, vooral in de lever, treden tekorten zeer geleidelijk op, over periodes van maanden tot meer dan een jaar. De meest duidelijke effecten van een tekort zijn hematologisch en neurologisch van aard. Symptomen omvatten sensorische en motorische problemen (vooral in de onderste ledematen), vermoeidheid, tintelingen in de vingers (paresthesie), ataxie en cognitieve achteruitgang. Daarnaast ontstaat macrocytaire (megaloblastaire) anemie. Dit wordt heel duidelijk gezien bij pernicieuze anemie, een auto-immuunziekte waarbij er geen intrinsic factor aangemaakt wordt. In dat geval worden ook de neurologische klachten waargenomen, zelfs bij een voldoende inname van vitamine B_{12} [50, 79].

Risicofactoren voor een vitamine B_{12}-deficiëntie omvatten naast een onvoldoende inname het eerder genoemde SIBO [75] en de aandoening pernicieuze anemie, het gebruik van maagzuurremmers [78] en het antidiabeticum metformine [80], atrofische gastritis en alcoholisme [50]. Ook aandoeningen aan het ileum, zoals bepaalde vormen van de ziekte van Crohn en het hebben ondergaan van een ileumresectie, kunnen leiden tot tekorten. Een in aantal toenemende groep van mensen met een verhoogd risico op vitamine B_{12}-deficiëntie, vormen de patiënten die een bariatrische ingreep hebben ondergaan, in het bijzonder Roux-en-Y gastric bypass [81, 82].

1.2.9.4 Behoefte

De Gezondheidsraad heeft de ADH vitamine B_{12} voor volwassenen vastgesteld op 2,8 microgram. De gemiddelde inname vanuit de voeding volgens de laatste Voedselconsumptiepeiling bedroeg 4,2 microgram/dag (https://tinyurl.com/vitamine-B12).

1.2.9.5 Overdosering

Het risico op overdosering via orale inname is gering omdat de opname gelimiteerd wordt door de capaciteit aan intrinsic factor. Er zijn geen duidelijke effecten van overdosering beschreven. Wel suggereerde een recente cohortstudie binnen de Nurses Health Study dat gecombineerde suppletie met (zeer) hoge doses vitamine B_6 (≥ 35 mg/d) en vitamine B_{12} (≥ 20 µg/dag) geassocieerd was met een verhoogd risico op heupfracturen [83].

1.2.10 Vitamine C (L-ascorbinezuur)

Het wateroplosbare vitamine C kan in veel diersoorten worden gevormd uit glucose. Andere dieren, waaronder de primaten en de cavia, kunnen dit niet als gevolg van het ontbreken van het cruciale enzym L-gulono-gamma-lacton-oxidase [84].

Naast L-ascorbinezuur in gereduceerde vorm komt in onze voeding en in het lichaam ook de geoxideerde vorm voor: dehydro-ascorbinezuur (DHA; fig. 1.11 voor de structuurformules) [85, 86]. Ook bestaat er een aantal semisynthetische derivaten die in het lichaam tot vitamine C kunnen worden omgezet [86].

1.2.10.1 Functies

Vitamine C is een belangrijke fysiologische antioxidant en cofactor van verschillende oxidoreductasen [86, 87]. Als antioxidant beschermt het eiwitten en lipiden in plasma en cellen tegen oxidatie en daarmee verlies van functionaliteit [88]. Verder is het betrokken bij de redox 'recycling' van alfatocoferol (vitamine E) [86] en bepaalde metaal-ionen. De functie als cofactor is belangrijk voor de biosynthese van collageen, carnitine en catecholamines [86, 87]. Ten slotte speelt vitamine C (ascorbinezuur) een rol bij de opname van non-haemijzer uit vooral plantaardige, maar deels ook uit dierlijke voeding, waarbij de stof het ferri-ion (Fe^{3+}) reduceert naar het opneembare ferro-ion (Fe^{2+}).

1.2.10.2 Bronnen

De belangrijkste bronnen van vitamine C in Nederland zijn verse groenten, fruit en aardappelen. Bij het verwerken en bewaren van dergelijke producten kunnen de gehaltes aan vitamine C teruglopen.

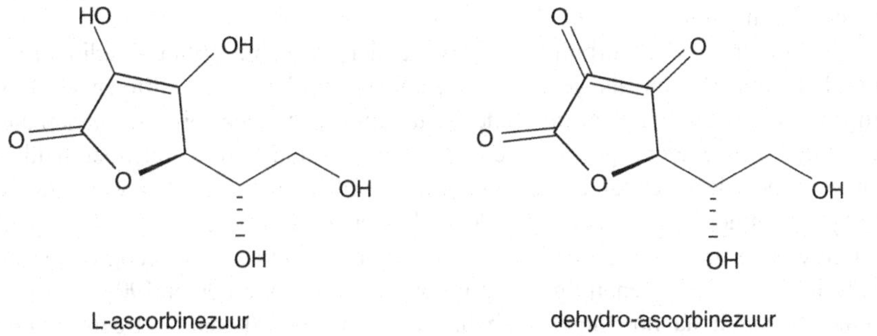

L-ascorbinezuur   dehydro-ascorbinezuur

Figuur 1.11 Vitamine C (L-ascorbinezuur; gereduceerd) en de geoxideerde vorm, dehydro-ascorbinezuur (DHA)

1.2.10.3   Behoefte

De gemiddelde dagelijkse behoefte is vastgesteld op 60 mg voor mannen en op 50 mg voor vrouwen. De ADH is 75 mg voor beide geslachten. Er is geen maximale dosis vastgesteld.

1.2.10.4   Overdosering

Een teveel aan vitamine C zal met de urine het lichaam verlaten en duidelijke bijwerkingen van hogere doses zijn in de praktijk zeldzaam. Dat geldt ook voor het nog regelmatig genoemde risico op een te hoge ijzerabsorptie of remming van de koperabsorptie. Omdat L-ascorbinezuur in de mens deels wordt omgezet in oxaalzuur werd in het verleden ook wel aangenomen dat hoge vitamine C-doses hierdoor het risico op nierstenen zouden verhogen. Hiervoor bestaat echter geen duidelijk bewijs. Desalniettemin worden doseringen > 1.000 mg/dag afgeraden aan mensen die in het verleden nierstenen hebben gehad [86]. Bij sommige mensen kunnen hoge doseringen leiden tot maag-darmklachten.

1.2.10.5   Tekorten

Een tekort aan vitamine C leidt in de eerste plaats tot een verminderde weerstand en problemen met de wondgenezing en de opbouw van bindweefsel. Langdurige deficiënties leiden tot het beruchte 'scheurbuik', een naam die is afgeleid van 'scurvy' (scorbutus of scorbuut). Deze aandoening is vooral bekend vanwege de zware tol die ze eiste onder zeelieden tijdens de lange reizen zonder verse groenten en fruit of het later ook gebruikte zuurkool. Scheurbuik heeft waarschijnlijk aan miljoenen zeelieden het leven gekost totdat gaandeweg duidelijk werd waardoor de aandoening veroorzaakt werd [89]. De studies met vitamine C-bronnen van de Engelse marinearts James Lind worden gezien als eerste randomized clinical trial (RCT), hoewel de feitelijke ontdekking en zelfs maatregelen al van eerdere datum zijn [89].

Symptomen van scheurbuik zijn onder andere petechiën (puntbloedingen) op vooral de onderbenen als gevolg van fragiele capillairen, zwellingen en bloedingen van het tandvlees en uiteindelijk uitvallende tanden, pijnlijke ledematen, inwendige bloedingen, gewichtsverlies, slapeloosheid, grote vermoeidheid en een verminderde weerstand. Tegenwoordig worden verschijnselen van vitamine C-hypovitaminose nog slechts incidenteel gezien. Alertheid blijft echter geboden en er verschijnen regelmatig case reports in de literatuur. Risicogroepen zijn mensen met een zeer eenzijdige voeding, waaronder ook kinderen [90]. Daarnaast kunnen bepaalde aandoeningen en behandelingen gepaard gaan met een vitamine C-tekort [91].

1.2.10.6 Opname, biologische beschikbaarheid en weefselverdeling

Opname van vitamine C vanuit de darm gebeurt via zowel actief transport als via passieve diffusie. Het actieve transport vindt plaats via selectieve en verzadigbare transportsystemen [86, 87, 92]. Daarbij wordt het (gereduceerde) L-ascorbinezuur getransporteerd door de natriumafhankelijke vitamine C-cotransporters type 1 en type 2 (SVCT1 en SVCT2). Overigens gebeurt dit niet alleen in de darmwand, maar ook in diverse andere weefsels [92]. De geoxideerde vorm, DHA, wordt vooral door de glucosetransporters GLUT1-4 getransporteerd, eveneens door diverse cellen in het lichaam [92].

De opname vanuit de darm is efficiënt bij fysiologische doses ($\leq$ 180 mg/dag), hetgeen blijkt uit een biologische beschikbaarheid van 80–90 % [86]. Bij hogere doses daalt de biologische beschikbaarheid en wordt relatief steeds meer opgenomen via passieve diffusie. De vitamine C-concentraties in plasma en weefsels zijn afhankelijk van de inname en kunnen duidelijk verhoogd zijn bij doses die (ver) boven de ADH liggen [93].

De totale hoeveelheid vitamine C in het lichaam varieert van 300 mg (ernstige deficiëntie) tot 2 gram [85, 94]. De hoogste weefselconcentraties worden gevonden in witte bloedcellen, ogen, bijnieren, hypofyse en hersenen. Relatief lage concentraties worden gevonden in de extracellulaire vloeistof, plasma en rode bloedcellen [85, 94].

1.2.10.7 Specifieke toepassingen van vitamine C en hoge doseringen

Over de mogelijk specifieke therapeutische en farmacologische toepassingen van vitamine C en het gebruik van hoge doseringen (megadoses) in meer algemene zin blijven de discussies voortduren. Hoewel niet scherp omschreven, gaat het hierbij meestal om doseringen die vele malen hoger zijn dan de ADH, variërend van honderden tot zelfs duizenden milligrammen per dag. Ook de supplementindustrie speelt hierop in met preparaten die vaak $\geq$ 1 gram vitamine C bevatten. Daarnaast wordt vitamine C voor klinische toepassingen ook intraveneus toegediend.

Duidelijk is dat dergelijke doseringen voedingskundig en biologisch gezien als supranormaal moeten worden gezien omdat ze via de gangbare voeding nooit gehaald zullen worden. Ter vergelijking, de gemiddelde inname aan vitamine C vanuit de voeding werd in de laatste Voedselconsumptiepeiling geschat op 92 mg/dag [95]. Doseringen daar ver boven liggen daarmee in het stijgende, niet-homeostatische deel van de U-vormige dosis-effectrelatie die meestal voor vitamines wordt gehanteerd (zie het hoofdstuk 'Vitamines – deficiënties en suppletie'). Dit betekent ook dat effecten van dergelijke, meer farmacologische doseringen niet vanzelfsprekend zijn af te leiden uit de fysiologische mechanismen, laat staan uit de verschijnselen van deficiëntie. Dit geldt ook andersom: wanneer vitamine C, al dan niet toegediend per infuus, in hoge doseringen gebruikt wordt bij tumoren of IC-toepassingen, wil dit niet zeggen dat supplementen gunstige effecten zouden (kunnen) hebben bij gerelateerde aandoeningen. Aan dit principe lijkt door sommige fabrikanten en voorstanders van suppletie nog weleens voorbij te worden gegaan.

Het toepassen van hoge doseringen vitamine C is onlosmakelijk verbonden met Linus Pauling, biochemicus en tweevoudig Nobelprijswinnaar, die in de jaren zeventig van de vorige eeuw veel aandacht kreeg vanwege zijn pleidooien voor vitamine C tegen onder andere infecties en tumoren. Ten aanzien van de vaak gehanteerde toevoeging 'tweevoudig Nobelprijswinnaar' moet wel worden opgemerkt dat Pauling zijn Nobelprijzen kreeg voor respectievelijk zijn verdiensten op het gebied van de kwantummechanica en de vrede, en niet voor zijn werk aan vitamine C.

Aan de andere kant blijft de fysiologie van vitamine C zeker interessant. De al eerder genoemde relatie tussen inname en weefselspiegels maakt het mogelijk om de lokale concentraties van zowel L-ascorbinezuur als dehydro-ascorbinezuur te verhogen, hetgeen onder andere kan bijdragen aan een hogere antioxidantstatus en mogelijk een beter wegvangen van reactieve deeltjes. Dit geldt ook voor intraveneuze toediening, waarmee veel hogere spiegels bereikt kunnen worden dan met orale toediening [93].

Indicaties die regelmatig genoemd worden in relatie tot de therapeutische toepassing van vitamine C zijn divers en omvatten verkoudheid/griep, kanker, hart- en vaatziekten, maculadegeneratie en staar, sepsis, diabetes, en een beschermende werking tegen de gevolgen van veel roken [86]. Een aantal hiervan zal kort worden belicht.

1.2.10.7.1   Verkoudheid en griep

De gedachte dat deficiëntieverschijnselen zoals verminderde weerstand zich laten extrapoleren en dat extra vitamine C daarmee gunstig zou zijn ter verbetering van de weerstand blijft de aandacht krijgen, zeker ook in populaire media. Na de eerste publicatie van Linus Pauling hierover [96] is in verschillende RCT's echter geen duidelijke onderbouwing gevonden voor een algemeen beschermend of therapeutisch effect van extra vitamine C bij infectieziekten zoals verkoudheid en griep. Volgens een Cochrane-analyse waarin dit wordt bevestigd, kan er niettemin sprake zijn van een paar uitzonderingen. Zo lieten trials waarbij marathonlopers, skiërs en soldaten werden blootgesteld aan extreme inspanning en/of kou, een reductie van 50 % van de incidentie aan verkoudheden zien wanneer vitamine C profylactisch werd gegeven in doses tussen 250 en 1.000 mg/dag. Verder werd gevonden dat profylactisch gebruik van vitamine C de gemiddelde duur van een griepperiode met 8 % (volwassenen), respectievelijk 14 % (kinderen) kan reduceren. Wanneer er echter gestart werd met de inname nadat de symptomen zich geopenbaard hadden, was dit effect verdwenen. Een conclusie van de meta-analyse is dan ook dat het gebruik van extra vitamine C gerechtvaardigd zou kunnen zijn bij mensen die worden blootgesteld aan korte periodes van zware inspanning en/of kou [97].

1.2.10.7.2 Kanker

Ook de mogelijke betekenis van vitamine C bij de preventie en/of de behandeling van kanker – overigens twee geheel verschillende gebieden – blijft de aandacht trekken. Ook dit effect werd destijds gesuggereerd door Linus Pauling. Epidemiologische studies laten associaties zien tussen vitamine C-inname vanuit groente en fruit en een verlaagd risico op sommige – maar lang niet alle – vormen van kanker, waaronder colonkanker [98] en borstkanker [99]. Verder laat onderzoek zien dat vitamine C-spiegels bij kankerpatiënten gemiddeld lager zijn dan bij gezonde mensen [85]. Ook is er biochemisch bewijs dat vitamine C een remmende werking kan hebben op de vorming van bepaalde carcinogenen en als antioxidant een beschermend effect kan hebben op het ontstaan van cellulaire schade. Meer recent werd gesuggereerd dat specifiek DHA (geoxideerd L-ascorbinezuur) cytotoxische effecten heeft [92]. Al deze mogelijk gunstige effecten konden tot dusverre echter niet duidelijk worden aangetoond in klinisch-oncologisch onderzoek, zowel voor L-ascorbinezuur en/of dehydro-ascorbinezuur (DHA) zelf, als in combinatie met andere behandelingen. Veel klinisch onderzoek loopt echter nog en ook in gezaghebbende tijdschriften wordt gerichte, farmacologische toepassing van vitamine C kennelijk nog niet geheel afgeschreven [85, 92, 94].

1.2.10.7.3 Acute ernstige aandoeningen

Vrij recent is de mogelijke toepassing van hoge doses vitamine bij acute levensbedreigende situaties, zoals die voorkomen op IC-afdelingen, in de belangstelling geraakt. Gesuggereerde indicaties omvatten sepsis, shock, trauma, brandwonden en ischemie-reperfusieschade, bijvoorbeeld na een hartinfarct. Een belangrijke voorvechter daarbij is de Amerikaanse arts Paul Marik geweest, de grondlegger van het Marik-protocol bij sepsis. Ook in onder andere het VuMC wordt onderzoek verricht naar deze mogelijke toepassing [100]. Het gaat in deze gevallen om hoge doses vitamine C (≥ 3 gram/dag) die per infuus worden toegediend. De gedachte erachter is dat vitamine C vanwege de antioxidantwerking en de remmende effecten op ontstekingsreacties en bloedstolling belangrijke orgaansystemen kan beschermen tijdens acute ontsteking en oxidatieve stress [101, 102]. De resultaten uit de verschillende studies zijn wisselend en de behandeling vooralsnog omstreden [102].

Een zeer recente studie bij patiënten met sepsis en ARDS (acute respiratory distress syndrome) die gedurende 96 uur een infuus met vitamine C kregen, liet geen verschil zien met placebo op primaire eindpunten zoals orgaanfunctie, vaatschade en ontstekingsmarkers [103]. Opmerkelijk was wel de bevinding die bij secundaire analyse naar voren kwam dat de overall sterfte na 28 dagen in de vitamine C-groep duidelijk lager was dan in de placebo-groep. Omdat het hier niet om een primair eindpunt ging, werd ook in een editorial gewaarschuwd voor overinterpretatie van deze bevinding en werd nader onderzoek bepleit [104].

1.2.11   Vitamine D (calciferol)

Vitamine D is een vetoplosbaar vitamine dat van nature in weinig voedingsmiddelen voorkomt. Omdat we het grotendeels zelf maken wordt het ook vaak een prohormoon genoemd in plaats van een vitamine. De meest voorkomende vorm is vitamine D_3 (cholecalciferol; fig. 1.12).

Bij het meeste mensen wordt cholecalciferol namelijk vooral (> 90 %) in de huid gevormd uit 7-dehydroxycholesterol, onder invloed van UV-licht (UVB met golflengte 290–315 nm). Op onze breedtegraad vindt deze synthese in de huid ruwweg plaats tussen maart en oktober [105]. De hoeveelheid vitamine D die in de huid wordt gevormd, is niet alleen afhankelijk van de blootstelling aan zonlicht, maar ook van de huidskleur: in een donkere huid wordt minder vitamine D geproduceerd dan in een lichte huid.

Het benodigde 7-hydroxycholesterol ontstaat door oxidatie van cholesterol in de B-ring. Interessant is dat de eigen vorming van vitamine D_3 zelflimiterend is, waardoor overproductie niet voorkomt [105]. Hoewel vrij algemeen wordt aangenomen dat de eigen synthesecapaciteit afneemt met de leeftijd, liet recent onderzoek zien dat de vitamine 25(OH)D-spiegels bij een groep actieve ouderen in de zomer nog steeds zeer hoog kan zijn, zonder dat er sprake is van suppletie [106]. Daarbij ging het wel om deelnemers aan de Nijmeegse Vierdaagse, die waarschijnlijk ook de rest van het seizoen veel buiten verkeerden en veel actiever zullen zijn geweest dan hun gemiddelde leeftijdgenoten.

1.2.11.1   Bronnen

Vitamine D_3 komt voor in vette vis, levertraan en – in mindere mate – in vlees, eieren en roomboter [107]. In Nederland wordt vitamine D toegevoegd aan halvarine, margarine en aan bak- en braadproducten. Verder wordt het toegevoegd aan kunstmatige zuigelingenvoeding volgens de geldende EU-richtlijn (1 tot 2,5 microgram/100 kcal; 1 IE vitamine D = 0,025 µg cholecalciferol) (www.voedingscentrum.nl).

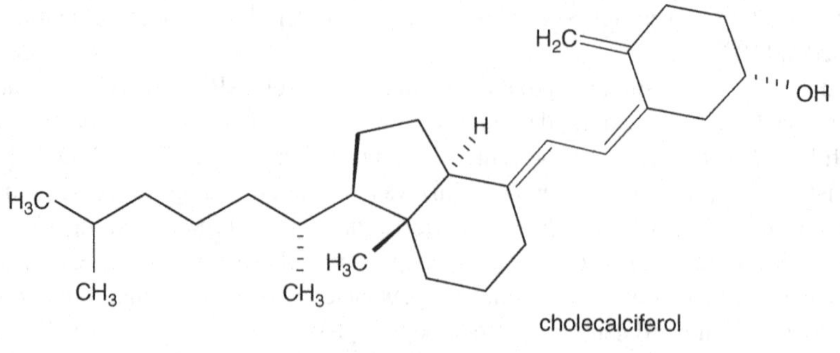

cholecalciferol

Figuur 1.12   Vitamine D_3 (cholecalciferol)

Behalve vitamine D_3 bestaat er ook vitamine D_2 (ergocalciferol), waarvan paddenstoelen de enige significante voedingsbron zijn. Het gehalte aan vitamine D_2 in paddenstoelen kan worden verhoogd door bestraling met UVB-licht [107]. Vitamine D_3 wordt algemeen als effectiever beschouwd dan vitamine D_2 [108].

1.2.11.2 Functies

In het bloed worden zowel vitamine D_2 als D_3 getransporteerd door het vitamine D-bindende eiwit ('D-binding protein', DBP). Cholecalciferol wordt in de lever gehydroxyleerd tot 25(OH)-vitamine D_3, vooral door CYP4502R1, maar ook door andere cytochroom-P450-enzymen (CYP27A1, CYP3A4 en CYP2J2) [105, 109]. Deze metaboliet, ook wel aangeduid als calcidiol, wordt als belangrijkste circulerende vorm gezien en ook als meest relevante marker voor de vitamine D-status. De halfwaardetijd ervan is ongeveer twee weken.

Het 25(OH)D_3 wordt via het CYP27B1-enzym in de nieren omgezet tot het actieve 1,25-dihydroxycholecalciferol 1,25(OH)$_2$D, ook wel bekend als calcitriol. De vorming en afbraak van deze metaboliet wordt strak gereguleerd door het parathyroïd- (bijschildklier)hormoon (PTH), serum-Ca en -fosfaat, FGF23 (fibroblast growth factor 23) en de activiteiten van respectievelijk CYP2B1 (vorming) en CYP24A1 (afbraak) [105]. De halfwaardetijd van 1,25(OH)$_2$D in plasma is 4.7 uur, en de concentratie in plasma is 500–1.000 maal lager dan die van 25(OH)D. De metaboliet stimuleert de eigen afbraak via verhoging van de expressie van het 24-OHase (CYP24A1) en remt de eigen vorming via remming van CYP27B1. Daarnaast speelt een negatieve feedback via remming van de PTH-afgifte in de bijschildklier een rol.

Fibroblast growth factor 23 (FGF23) is een eiwithormoon dat voornamelijk in het bot wordt geproduceerd door osteoblasten en osteocyten. Het heeft overwegend endocriene, maar ook paracriene (lokaal werkende hormoon)effecten. Zo speelt het lokaal een rol bij regulatie van de botmineralisatie. Als hormoon werkt FGF23 voornamelijk in de nier. Het stimuleert de fosfaatuitscheiding en remt de vorming van 1,25(OH)$_2$D, en hiermee indirect weer de opname van fosfaat uit het darmkanaal [110].

Hydroxylering van 25(OH)D tot de actieve metaboliet vindt overigens niet alleen plaats in de nieren, maar in praktisch alle weefsels, waarbij het 1,25(OH)$_2$D verschillende paracriene en autocriene rollen vervult. Deze lokale productie lijkt niet bij te dragen aan de systemische 1,25-dihydroxyvitamine D-spiegel [111]. Vanwege onder andere deze lokale productie en mechanismen en de strakke fysiologische regulatie van circulerend 1,25(OH)$_2$D wordt de actieve metaboliet niet gezien als een goede indicator van vitamine D-status. Zowel 25(OH)D als 1,25(OH)$_2$D worden geïnactiveerd door 24-hydroxylases tot respectievelijk 24,25 (OH)$_2$D en 1,24,25 (OH)$_3$D.

1.2.11.2.1 Aandachtsgebieden, kinetiek en interpretatie van bloedspiegels

Zoals verderop in meer detail zal worden geïllustreerd, heeft het aandachtsgebied rond vitamine D zich de laatste decennia duidelijk verbreed. Terwijl aanvankelijk de nadruk nagenoeg uitsluitend lag op de rol bij de calcium- en botstofwisseling, zijn daar inmiddels verschillende interessevelden bijgekomen, waaronder het immuunsysteem, spierfunctionaliteit, cognitie en kanker. Dit heeft geleid tot veel nieuw onderzoek, dat overigens lang niet altijd positieve resultaten heeft opgeleverd.

In reactie daarop is recent weer een toenemend aantal geluiden te horen die ervoor waarschuwen om vitamine D vooral niet te veel positieve effecten toe te schrijven. Sterker nog, een groeiend aantal auteurs stelt kritische vragen over de oorzaak-gevolgrelaties en suggereert dat 25(OH)D vooral slechts een indicator zou zijn voor algemene gezondheid [112, 113]. Gelet op het aantal interventiestudies zonder duidelijke uitkomst en bijvoorbeeld ook vanuit het gegeven dat er een duidelijke associatie is tussen 25(OH)D-spiegels en de tijd dat men (onbedekt) buiten is, lijken deze kritische vragen zeker gerechtvaardigd.

Terwijl overduidelijk is dat vitamine D-deficiënties tot ernstige problemen kunnen leiden die te voorkomen en deels te verhelpen zijn door adequate inname van cholecalciferol of ergocalciferol, zijn de dosis/concentratie-effectrelaties in het fysiologische gebied verre van duidelijk. Al eerder is de U-vormige dosis-effectrelatie van nutriënten in algemene zin aan de orde geweest. Voor vitamine D is het zeer wel mogelijk dat deze voor de verschillende effecten anders ligt. Dit alles heeft ook gevolgen voor de voortdurende discussie over adequate spiegels en doseringen.

1.2.11.3 Behoefte

Er is de laatste jaren nogal wat discussie geweest over de betekenis van de serumconcentraties 25(OH)D en hun afkapwaarden in relatie tot eindpunten voor deficiëntie, het adequaat verlopen van specifieke processen en/of gezondheidsindicatoren [114–116]. Volgens het rapport uit 2011 van het Institute of Medicine (IOM) zou de afkapwaarde voor deficiëntie op < 30 nmol/L (< 12 ng/mL) moeten liggen en voor het risico op deficiëntie tussen 30–50 nmol/L (12–20 ng/mL). Deze commissie stelde dat een serumconcentratie > 50 nmol/L voldoende zou zijn voor 97,5 % van de bevolking [108]. Meer recent worden door de meeste deskundigen en laboratoria hogere waarden gehanteerd, zeker voor ouderen. Voor personen boven de 65 zou sprake zijn van deficiëntie bij 25(OH)D-waarden onder de 50 nmol/L en ligt de streefwaarde tussen de 75 en 100 nmol/L [108]. Opmerkelijk is dat de serumwaarden bij traditioneel levende stammen in oostelijk Afrika – gebieden waar de mens als soort waarschijnlijk de langste periode heeft geleefd – boven de 110 nmol/L liggen [117].

Verschillende studies suggereren dat orale inname van vitamine D_3 effectiever is dan van vitamine D_2 in het verhogen van de spiegels van 25(OH)D [118, 119]. Dit wordt wel verklaard vanuit een lagere affiniteit van vitamine D_2 om te binden aan DBP, waardoor het sneller uit de circulatie wordt geklaard [105].

Voor vitamine D is er voor volwassenen tot 70 jaar geen aanbevolen dage-lijkse hoeveelheid (ADH) vastgesteld. De adequate inname (AI) is geschat op 10 microgram (400 IE; 1 IE vitamine D = 0,025 μg cholecalciferol) per dag voor mannen en vrouwen tot 70 jaar. Voor volwassenen boven de 70 jaar is de ADH 20 microgram (800 IE) per dag. Bij onvoldoende zonlichtblootstelling (minder dan 15–30 minuten met onbedekte handen en hoofd) en bij vrouwen boven de 50 jaar, mannen boven de 70 jaar en bij mensen met een donkere of een getinte huid wordt er onvoldoende vitamine D aangemaakt in de huid. Deze lagere aanmaak is met een gezonde voeding niet volledig te compenseren. Volgens de meest recente Voedselconsumptiepeiling lag de gemiddelde bijdrage vanuit de voeding op 3 μg per dag [95]. De opslag van de in de zomer aangemaakte vitamine D-voorraad vindt vooral plaats in vetweefsel.

1.2.11.4   Tekorten

De winterspiegels zijn lager dan die in de zomer en het dieptepunt wordt in februari-maart bereikt. Een laagnormale vitamine D-status in de herfst is een indicatie voor extra controle of suppletie in de winter [111]. Vanwege de opslag in vetweefsel leidt eenzelfde dosis vitamine D bij mensen met overgewicht tot lagere plasmaspiegels 25(OH)D. Het verdient aanbeveling om personen met een BMI > 30 die aan weinig zonlicht worden blootgesteld, te monitoren. De moge-lijke symptomen van vitamine D-tekort zullen verderop in deze paragraaf aan de orde komen.

1.2.11.5   Overdosering

Overdosering met vitamine D is zeldzaam en dan soms het gevolg van accidentele vergiftiging met een hooggedoseerd preparaat. Spiegels van boven de 125 nmol/L worden in verband gebracht met toxiciteit, hoewel dergelijke waarden bij traditi-oneel levende stammen in Afrika vrij algemeen voorkomen [117]. Hoge spiegels kunnen ook het gevolg zijn van een (zeldzame) metabole ziekte [120]. Symptomen van overdosering omvatten verwarring, apathie, herhaaldelijk braken, buikpijn, polyurie, polydipsie en uitdroging.

1.2.11.5.1   Werking op cellulair en moleculair niveau

Op cellulair niveau werkt de $1,25(OH)_2D$-metaboliet op de vitamine D-receptor (VDR). De VDR is aanwezig in bijna alle organen en weefsels in het lichaam [107], hetgeen in lijn is met de huidige opvatting dat vitamine D niet alleen betrokken is bij de botregulatie, maar ook bij diverse andere processen. Overigens kunnen zowel $1,25(OH)_2D$ als 25(OH)D aan de receptor binden, zij het dat de bin-dingsaffiniteit van $1,25(OH)_2D$ hoger is dan die van calcidiol [107]. De vitamine

D-verbindingen vormen een complex met de VDR en in samenwerking met een andere 'nuclear hormone receptor' (zoals retinoïd-X-receptor [RXR]) en verschillende cofactoren reguleert dit complex via binding aan 'vitamin D responsive elements' (VDRE's) de genexpressie van downstream gelegen genen [121]. Het aantal genen waarvan de transcriptie door vitamine D wordt gereguleerd, is zeer groot [107].

1.2.11.5.2   Effecten op de calcium- en botstofwisseling

Vitamine D is van oudsher het meest bekend in relatie tot botgezondheid en calciummetabolisme [11, 107, 109, 111, 122]. Een daling van het serumcalcium stimuleert de afgifte van PTH, hetgeen leidt tot een toename van de calciumreabsorptie in de nier en mobilisatie van calcium uit botweefsel. PTH stimuleert daarnaast ook de renale synthese en afgifte van het actieve $1,25(OH)_2D$, wat weer leidt tot een toename van de intestinale calciumabsorptie. Als de calciumspiegels normaliseren wordt de PTH-afgifte geremd en de afbraak ervan gestimuleerd. Als feedbackmechanisme inhibeert actief vitamine D de transcriptie van PTH via binding aan de VDR in de bijschildklier [123].

Vitamine D is essentieel voor de vorming van een normaal skelet en ernstige tekorten tijdens de groei leiden tot rachitis, in het verleden ook wel 'Engelse ziekte' genoemd omdat het veel in geïndustrialiseerde Engelse steden voorkwam. Rachitis was echter al bekend in de Romeinse tijd en werd destijds ook al beschreven [124]. In 1922 werd de relatie met het prohormoon gelegd [125]. Osteomalacie (botverweking) is de vorm die bij volwassenen voorkomt en is het gevolg van onvoldoende mineralisatie. De belangrijkste symptomen van osteomalacie zijn diffuse bot- en spierpijnen en proximale spierzwakte. De spierzwakte, spier- en botpijn zijn niet alleen een signaal voor osteomalacie, maar kunnen ook zelf al invaliderend zijn. De eerste verschijnselen zijn vaag en moeilijk herleidbaar: malaise, futloosheid, vage spierklachten. De spierzwakte kan zich uiten in het moeilijk opstaan uit een stoel of moeilijk traplopen. De spierpijn is meestal – maar niet uitsluitend – gelokaliseerd in de bovenarmen, schouders, heupen en bovenbenen [111]. De aandoening is meestal direct te herleiden tot een tekort aan vitamine D en kan voorkomen bij mensen die zelden tot nooit (onbedekt) buiten komen en/of als gevolg van ernstige tekorten van de inname, bijvoorbeeld bij ouderen die geen suppletie ontvangen. Hoewel het zeldzaam is in Nederland, blijft alertheid geboden [126].

Osteomalacie moet niet worden verward met osteoporose. Daarbij is er sprake van verminderde botmassa met verlies van trabeculair bot. Het risico op fracturen neemt toe. Het is een multifactoriële ziekte, geassocieerd met veroudering en veranderingen in het vitamine D- en steroïd- (oestrogeen)metabolisme. Het is de meest voorkomende botziekte van postmenopauzale vrouwen en komt ook voor bij oudere mannen. Bij postmenopauzale vrouwen met osteoporose is vitamine D-suppletie, gecombineerd met calcium, doorgaans onderdeel van de therapie. De evaluatie van de Amerikaanse National Health and Nutrition Examination Survey

III (NHANES III) toonde aan dat calciuminname ook de botdichtheid (bone mineral sensity, BMD) kan beïnvloeden, afhankelijk van het 25(OH)D-niveau. Vrouwen met lage vitamine D-waarden (< 50 nmol/L 25(OH)D) lieten een significante toename van hun BMD zien wanneer ze calcium kregen. Bij mannen bleef het positieve effect afwezig [122]. Vergelijkbare resultaten werden gevonden bij het analyseren van de resultaten van het Women's Health Initiative [122].

De NHG-Standaard Fractuurpreventie concludeert dat er veel bewijs is dat suppletie met 800 IE (20 μg) vitamine D per dag door ouderen (> 65 jaar), in combinatie met calcium, een klinisch relevante reductie geeft in het optreden van niet-wervelfracturen. Het bewijs voor de stelling dat het effect op de reductie in niet-wervelfracturen groter is voor ouderen in een verzorgings- of verpleeghuis dan voor zelfstandig wonende ouderen wordt als matig gezien.

In recente publicaties wordt de noodzaak tot het routinematig suppleren met vitamine D ter voorkoming van onder andere vallen en fracturen echter ook weer ter discussie gesteld. Zo vond een recente meta-analyse van 33 gerandomiseerde studies waarbij de effecten van suppletie met calcium, vitamine D of beide op het aantal fracturen werd onderzocht, bij oudere thuiswonende volwassenen (leeftijd $\geq$ 50) geen vermindering van het risico op heupfracturen of wervel-, niet-wervel- en totale fracturen [127]. In een andere grote systematische review en meta-analyse, gebaseerd op 81 RCT's met in totaal 53.537 deelnemers van 18 jaar en ouder, werd eveneens gevonden dat er geen klinisch relevante verschillen bestonden in botdichtheid, aantal fracturen en valincidenten [128]. Vooral vanuit de voorstanders van suppletie waren de reacties soms heftig en werd de auteurs verweten dat ze te veel studies op één hoop zouden gooien. De auteurs voerden echter ook diverse subgroepanalyses – onder andere voor dosering en leeftijd – uit, die ook niet tot andere inzichten leidden. Hun algemene conclusie was dan ook dat er geen basis is voor het routinematig toedienen van vitamine D-supplementen. Aan het eind van hun artikel komen ze ook tot de conclusie dat er naar hun mening geen rechtvaardiging meer bestaat om nog meer trials met vitamine D-suppletie uit te voeren, gericht op botgezondheid of het bewegingsapparaat. Wel maken ze een uitzondering voor mensen met een duidelijke deficiëntie.

Zoals te verwachten deed deze publicatie behoorlijk wat stof opwaaien en werd in de reacties onder andere gewezen op de noodzaak om met name bij oudere mensen die in zorginstellingen verblijven, wel te suppleren [129]. Ook een recente Cochrane-analyse laat bij suppletie een reductie van het aantal valincidenten in zorginstellingen zien [130]. Al met al lijkt de discussie over het suppleren van vitamine D ter bevordering van de botgezondheid voorlopig nog wel voort te duren.

1.2.11.6 Waar speelt vitamine D mogelijk nog meer een rol?

Zowel de aanwezigheid van de vitamine D-receptor (VDR) in de verschillende cellen en weefsels, alsook de uitkomsten van diverse preklinische en observationele studies hebben ertoe geleid dat er veel aandacht is gekomen voor andere effecten van vitaminde D dan die op de bothuishouding. Hiertoe behoren de afweer, spierfunctie, cardiovasculaire aandoeningen, diabetes, cognitie, auto-immuunziekten en kanker. Een aantal van deze aandachtsgebieden zal hierna worden belicht.

1.2.11.6.1 Immuunsysteem

Uit preklinische en mechanistische studies komt naar voren dat vitamine D betrokken is bij de regulatie van verschillende immunologische processen [121]. Zo is $1,25(OH)_2D$ belangrijk voor de normale functie van zowel de aangeboren ('innate') afweer als de verworven ('adaptive') immuunrespons en betrokken bij de regulatie van ontstekingsprocessen. Dit wordt ook geïllustreerd door het feit dat VDR's tot expressie komen in de meeste immuuncellen, waaronder antigeen-presenterende cellen (bijvoorbeeld macrofagen en dendritische cellen) en $CD4^+$-, $CD8^+$- en T-lymfocyten. In ieder geval een aantal van deze celtypen brengt ook de enzymen tot expressie die de vorming en afbraak van de actieve vorm van vitamine D $(1,25(OH)_2D)$ katalyseren [107].

In relatie tot het immuunsysteem is vooral veel onderzoek gedaan naar de betekenis van vitamine D bij luchtweginfecties en auto-immuunziektes. Wat betreft luchtweginfecties wordt wel gesuggereerd dat de heilzame effecten van het verblijf in een TBC-sanatorium deels berustten op de positieve gevolgen ervan voor de vitamine D-status. Een recente meta-analyse [131] bevestigt dat vitamine D lijkt de beschermen tegen acute luchtweginfecties, maar dat ook hier de effecten vooral relevant waren voor mensen die een lage vitamine D-status hadden voordat de interventie startte [121, 131, 132]. Vitamine D lijkt een rol te spelen bij diverse auto-immuunziekten. Ook daarbij moet weer worden opgemerkt dat de aanwijzingen voor deze betrokkenheid vaak vooral – of zelfs alleen – berusten op preklinische studies en/of studies met kleine groepen patiënten. Daarnaast blijft een regelmatig terugkerende vraag in hoeverre in de beschreven situaties sprake is van het corrigeren van een bestaande deficiëntie of van een 'therapeutisch' effect. Mogelijk is er ook regelmatig sprake van omgekeerde causaliteit, vooral omdat de 25(OH)D-spiegels sterk bepaald worden door het aantal uren dat men buiten in de zon verblijft, hetgeen weer beïnvloed kan worden door ziekte. Ten aanzien van bijvoorbeeld astma hebben verschillende, maar niet alle, studies aangetoond dat lage 25(OH)D-spiegels geassocieerd zijn met een verhoogd risico op astma. Er is ook gesuggereerd dat lokaal geproduceerd $1,25(OH)_2D$ de gevoeligheid van lymfocyten en monocyten voor corticosteroïden kan reguleren. In vitro-onderzoek heeft laten zien dat vitamine D de proliferatie van gladde spiercellen van de luchtwegen vermindert, een veelvoorkomend kenmerk van astma. Ten slotte vertonen muizen waarbij de vitamine D-receptor is uitgeschakeld, geen ontstekingsreacties in experimenteel geïnduceerde astmamodellen [107].

Ook op het gebied van multipele sclerose (MS) is vrij veel onderzoek gedaan naar de mogelijke relaties met vitamine D. Interessant is dat MS vaker voorkomt op noordelijke breedtegraden dan in de tropen, en omgekeerd evenredig is met

het aantal uren zonlicht per jaar of tijdens de winter. MS-patiënten hebben doorgaans ook lagere plasma-25(OH)D-waarden dan controles [107], maar ook hier
kan uiteraard sprake zijn van omgekeerde causaliteit die voortkomt uit verminderde mobiliteit. Hoewel er een aantal klinische studies is uitgevoerd, gericht op
zowel preventie als behandeling, zijn er op grond van de huidige inzichten nog
geen duidelijke conclusies te trekken [133]. Zo liet de SOLAR-studie bij meer dan
tweehonderd patiënten die ook interferontherapie kregen, geen effect zien op het
primaire eindpunt NEDA-3 ('geen bewijs van ziekteactiviteit') [134]. Wel werden in de vitamine D-groep gunstige effecten op het ziektebeloop in de hersenen
gevonden.

Ook bij inflammatoire darmziekten (IBD) als de ziekte van Crohn en colitis
ulcerosa is er sprake van een noord-zuidgradiënt in het voorkomen ervan [135], en
een negatieve associatie met de plasma-25(OH)D-waarden [107]. Hoewel er verder aanwijzingen zijn voor de betrokkenheid van vitamine D uit preklinische studies, wordt ook bij IBD de totale bewijslast als te gering beschouwd [107].

Een laatste voorbeeld van een mogelijke relatie met een
auto-immuunaandoening die veel aandacht heeft gekregen, is die met diabetes
type 1 (T1D). Ook hier geldt weer dat vitamine D-deficiëntie een rol kan spelen
bij het risico op het ontwikkelen van T1D in de eerste levensjaren, met name bij
kinderen met een hoog genetisch risico. Bovendien komt een vitamine D-tekort
veel voor bij patiënten met T1D. Gegevens over vitamine D-suppletie en het
behoud van de bètacelfunctie bij T1D blijven echter onduidelijk. Grootschalige
prospectieve studies zouden nodig zijn om de rol van vitamine D als een ziektebe-
palende factor goed te kunnen inschatten.

1.2.11.6.2 Spierfunctie

Een ander effect van vitamine D dat veel belangstelling heeft gekregen, is dat op
spierfunctie [136–138]. Dit komt onder andere voort uit de bevinding dat VDR
knock-uit-muizen een ernstig verstoorde spierfunctie hebben [139, 140]. Bij de
mens is duidelijk dat een uitgesproken tekort aan vitamine D schadelijk is voor
de spierfunctie, onafhankelijk van veranderingen in calcium- en fosfaatspiegels.
Vitamine D-metabolieten worden ook opgeslagen in spierweefsel. Observationele
studies laten ook associaties zien tussen spierzwakte, vallen en verminderde spier-
massa met een vitamine D-tekort.

Interventiestudies en meta-analyses bij personen met minder ernstige vormen
van vitamine D-tekort hebben echter tegenstrijdige bevindingen opgeleverd. Een
voorbeeld hiervan is de studie van Anouk Vaes en collega's, een gecontroleerde en
gerandomiseerde interventie bij 78 (pre)fragiele zelfstandig levende ouderen die
gedurende zes maanden dagelijks 20 µg vitamine D_3, 10 µg 25(OH)D of placebo
kregen [141]. Bij aanvang van de studie bedroeg de gemiddelde serum 25(OH)D-
concentratie van de deelnemers 38 nmol/L. Na zes maanden interventie was
deze gestegen tot 99 nmol/L in de 25(OH)D_3-groep en tot 72 nmol/L in de vitamine D_3-groep. In de placebogroep bedroeg de gemiddelde serumconcentratie

48 nmol/L na interventie. Er werden echter geen veranderingen gevonden in de diverse gemeten eindpunten, zoals spieromvang, spierkracht (kniebuigkracht en -strekkracht, handknijpkracht), spierhistologie en indicatoren voor het algemene fysieke prestatievermogen.

1.2.11.6.3   (Colon)kanker

Diverse studies en een meta-analyse laten een omgekeerde associatie zien tussen vitamine D-spiegels en sterfte van patiënten met colorectaal kanker (CRC) [107, 142, 143]. Een hypothese is dat inflammatoire mechanismen en de regulatie daarvan door vitamine D een rol spelen [143]. Momenteel loopt een aantal onderzoeken om deze hypothese verder te onderzoeken en om te kijken in hoeverre deze waarnemingen relevant zijn voor de preventie en de behandeling van CRC.

Wat betreft het ontstaan van kanker in het algemeen werd dit onder andere onderzocht in de VITAL-studie, een RCT met 25.871 deelnemers, in combinatie met ernstige cardiovasculaire events als primair eindpunt [144]. Vitamine D-suppletie gaf hierbij geen significant afwijkende resultaten ten opzichte van placebo.

1.2.11.6.4   Depressie

Recent zijn de resultaten gepubliceerd van de D-Vitaal-studie, een RCT naar het mogelijke effect van vitamine D-suppletie op depressieve symptomen, functionele beperkingen en fysieke prestaties in een hoogrisicopopulatie (n = 155) met een lage vitamine D-status (15–50/70 nmol/L, afhankelijk van het seizoen) [145]. De deelnemers waren ouderen met symptomen van depressie en een slechte lichamelijke functie, die per dag 1.200 IE vitamine D of placebo kregen gedurende twaalf maanden. Hoewel de interventie leidde tot een verhoogde serum-25(OH)D-concentratie – gemiddeld 85 ± 16 nmol/L, tegenover 43 ± 18 nmol/L in de placebogroep – werden er geen relevante verschillen gevonden tussen de behandelingsgroepen wat betreft depressieve symptomen, functionele beperkingen, fysieke prestaties of een van de secundaire uitkomsten.

1.2.11.6.5   Cardiovasculaire aandoeningen en diabetes type 2

Onlangs zijn op dit gebied twee zeer omvangrijke vitamine D-RCT's gepubliceerd. De al eerder aangehaalde VITAL-studie combineerde kanker met cardiovasculaire events als primaire eindpunten bij 25.871 deelnemers [144]. Bij de D2d-studie was preventie van diabetes type 2 het primaire eindpunt in 2.423 deelnemers [146]. In beide studies was vitamine D-suppletie niet significant beter dan placebo met betrekking tot de primaire eindpunten.

Samenvatting vitamine D

Er kan worden gesteld dat van alle hier beschreven vitamines, vitamine D het laatste decennium tot de meeste discussies heeft geleid en dit waarschijnlijk de komende jaren zal blijven doen. Vooral de verbreding van het aandachtsveld en meer inzicht in de moleculaire mechanismen hebben hieraan bijgedragen. Duidelijk is dat de hoge verwachtingen tot nu toe niet zijn uitgekomen in interventiestudies, hetgeen tot toenemende scepsis heeft geleid. Daar waar er een aantal jaren geleden bijna sprake leek te zijn van een pandemie, komt men tegenwoordig steeds meer artikelen tegen die spreken van een 'hype' en 'overselling' van het vraagstuk [113]. Een recente meta-analyse van 52 RCT's met in totaal 75.454 deelnemers lijkt dit in elk geval deels te bevestigen. De geïncludeerde studies vergeleken vitamine D-supplementen – ongeacht dosis – met placebo of geen behandeling bij gezonde volwassenen. Er werd gevonden dat suppletie met vitamine D niet was geassocieerd met een afname van de overall sterfte of cardiovasculaire sterfte. Vitamine D-suppletie reduceerde wel significant het risico op sterfte door kanker, maar alleen bij suppletie met vitamine D_3 en niet met vitamine D_2 [147].

1.2.12 Vitamine E (tocoferol)

Vitamine E is een mengsel van ten minste tien verschillende vetoplosbare moleculen (alfa-, bèta-, gamma-, deltatocoferol en alfa-, bèta, gamma- en deltatocotriënol (en een aantal stereo-isomeren ervan), waarbij RRR-alfatocoferol (fig. 1.13) als belangrijkste verbinding wordt beschouwd [13, 148]. De activiteit van vitamine E wordt dan ook uitgedrukt in alfatocoferol-equivalenten.

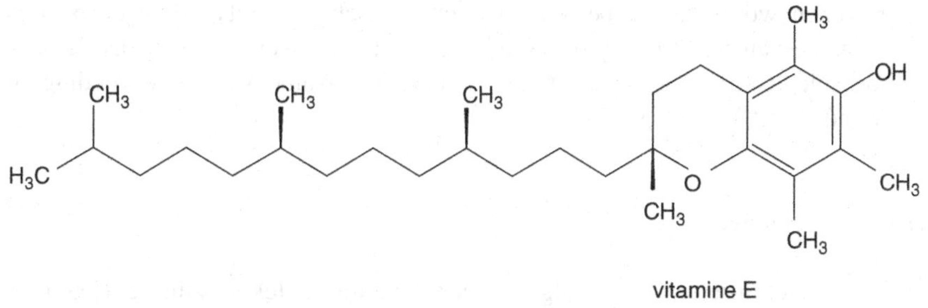

vitamine E

Figuur 1.13 Structuur van RRR-alfatocoferol (vitamine E)

1.2.12.1   Functies

De verschillende vormen van vitamine E hebben antioxiderende eigenschappen waarmee ze vooral in membranen zuurstofradicalen en andere reactieve interme- diairen wegvangen [148]. Naast een activiteit als antioxidant speelt vitamine E een rol in het immuunsysteem, beïnvloedt het de expressie van een aantal genen en heeft het effecten op de celproliferatie en de intercellulaire communicatie [148].

1.2.12.2   Voorkomen

Vitamine E komt voor in plantaardige oliën en in andere plantaardige producten, zoals granen, noten, zaden, groenten en fruit.

1.2.12.3   Opname en transport

De verschillende vormen van vitamine E worden via passieve diffusie opgenomen vanuit de dunne darm. Vitamine E-esters worden eerst gehydrolyseerd en opgeno- men in de vorm van alcohol [148]. Deze stap is afhankelijk van de aanwezigheid van galzouten, pancreaslipase en vet in het darmlumen. Bij hoge doses kunnen dergelijke factoren beperkend zijn, waardoor er geen lineair verband meer bestaat tussen dosis en geabsorbeerde hoeveelheid. Ook kan de absorptie verminderd zijn bij mensen met een verstoorde gal- of pancreasfunctie, taaislijmziekte, short bowel syndrome enzovoort. In het bloed bindt vitamine E zich aan LDL-deeltjes en wordt het op deze manier getransporteerd.

1.2.12.4   Behoefte

Voor vitamine E is geen ADH vastgesteld. De AI wordt geschat op 13 mg per dag voor volwassen mannen en 11 mg per dag voor volwassen vrouwen. Aangenomen wordt dat de behoefte bij zwangerschap, borstvoeding en bij een hoge inname van meervoudig onverzadigde vetzuren hoger ligt. Volgens de laat- ste Voedselconsumptiepeiling ligt de gemiddelde inname vanuit de voeding in Nederland op 12,2 mg/dag [95].

1.2.12.5   Tekorten

Ernstige verschijnselen als gevolg van een vitamine E-tekort zijn zeldzaam en komen bijna alleen voor als gevolg van een bredere en ernstige stoornis in de opname van voedingsstoffen. Eventuele effecten van een vitamine E-gebrek zijn fragiele erytrocyten, mogelijk leidend tot anemie, en sensorische neuropathieën

[149]. Bij te vroeg geboren kinderen is er sprake van een verminderde opname vanuit de darm. Dit kan leiden tot bloedarmoede, oedeem en verhoging van het aantal bloedplaatjes.

1.2.12.6 Overdosering

In vergelijking met andere vitamines is vitamine E weinig toxisch. Uit mechanistisch onderzoek lijkt naar voren te komen dat doses hoger dan de AI een gunstig effect zouden kunnen hebben op de oxidatie van LDL-deeltjes en daarmee mogelijk beschermend kunnen werken tegen atherosclerose [148]. Zeer hoge doses (meer dan 1.000 mg in een supplementvorm) kunnen de bloedstolling verstoren en het risico op een hersenbloeding vergroten. Mensen die anticoagulantia gebruiken, lopen waarschijnlijk een hoger risico bij dergelijke doseringen, hoewel daar niet veel over gepubliceerd is.

1.2.12.7 Mogelijke gezondheidseffecten

Wat betreft positieve gezondheidseffecten van vitamine E richt de aandacht zich vooral op het immuunsysteem [149], neurodegeneratieve aandoeningen zoals de ziekte van Alzheimer en de ziekte van Parkinson [150], kanker, staar en leververvetting [151]. Daarbij zijn de bewijzen voor gunstige effecten die gevonden zijn, niet sterk. Publicaties aan het eind van de vorige eeuw suggereerden op basis van een grote trial dat vitamine E beschermend zou werken tegen prostaatkanker [152]. Ruim tien jaar later bleek echter in een tweetal grote studies niet alleen dat er geen verschil was met placebo [153, 154], maar dat er mogelijk zelfs een positief verband was tussen suppletie met hoge doses vitamine E en het risico op prostaatkanker [155]. Een daaropvolgende studie liet echter weer geen verschil met placebo zien [156].

1.2.13 Vitamine K (fylloquinon, menaquinon)

Het vetoplosbare vitamine K is ontdekt aan het eind van de jaren dertig van de vorige eeuw en werd aanvankelijk vooral gezien als nodig voor de aanmaak van stollingsfactoren. De naam is dan ook afgeleid van het Duitse/Deense woord 'Koagulation' (stolling) [157]. Inmiddels is duidelijk dat vitamine K ook andere belangrijke functies heeft, zoals bij de botvorming en de vaatwandfunctie. Voor de mens zijn drie verwante structuren relevant:

1. *Fylloquinon* (fyllochinon, fytomenadion, 2-methyl-3-phytyl-1,4-naphthoquinon), ofwel vitamine K_1 (fig. 1.14).

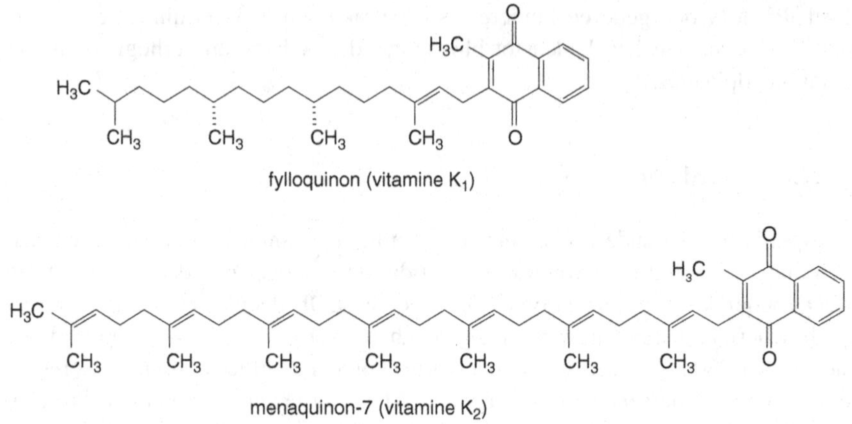

fylloquinon (vitamine K_1)

menaquinon-7 (vitamine K_2)

Figuur 1.14　Structuren van vitamine K_1 en de vitamine K_2-vorm MK-7

2. *Menaquinon* ofwel vitamine K_2; dit wordt wel afgekort als MK. Omdat de (iso-preen)zijketen van dit molecuul een variabele lengte kan hebben bestaan er verschillende varianten van: MK-4, MK-6, MK-7, MK-8 en MK-9 (fig. 1.14).
3. *Menadion* ofwel vitamine K_3, dat voorkomt in synthetische preparaten.

1.2.13.1　Bronnen

Vitamine K_1, dat voorkomt in groene bladgroenten maar ook in bijvoorbeeld kiwi, avocado en druiven, is kwantitatief gezien de belangrijkste vorm [157, 158]. Vormen van vitamine K_2 (MK-7) worden door bacteriën geproduceerd en komen in gefermenteerd voedsel voor, zoals kaas en het Japanse natto [157]. In vlees en zuivel zit een kleine hoeveelheid van de vorm MK-4. Ook de microbiota van de dikke darm produceert vitamine K_2. Omdat vetoplosbare vitamines als K niet goed vanuit het colon worden opgenomen, blijft het voorlopig nog de vraag hoe belangrijk deze laatste bron is [159, 160].

1.2.13.2　Functies

De verschillende vormen van vitamine K zijn cofactoren van het enzym gamma(glutamaat)carboxylase. Dit enzym katalyseert de carboxylering van vitamine K-afhankelijke eiwitten, die nodig zijn voor de hemostase, het botmetabolisme en een aantal andere fysiologische processen [157, 158]. Een van de bekendste vitamine K-afhankelijke eiwitten is het protrombine (stollingsfactor II), maar daarnaast zijn er ten minste zes andere vitamine K-afhankelijke eiwitten die betrokken zijn bij de regulatie van de stolling [157, 158].

Over de betekenis van vitamine K-afhankelijke eiwitten met andere functies dan die bij de stolling is de laatste jaren steeds meer bekend geworden [161]. Tot deze groep behoort ook het 'Matrix Gla Protein' (MGP). Dit eiwit komt vooral tot expressie in vasculair glad spierweefsel en in chondrocyten. Het remt de extracellulaire mineralisatie van vasculaire beschadigingen en is betrokken bij vasculaire remodeling. Inadequate carboxylering van MGP draagt bij aan calcificatie van atherosclerotische plaques. De vitamine K-afhankelijke eiwitten 'Gla-rich protein' (GRP) en osteocalcine spelen een rol in de botstofwisseling en het remmen van de ectopische calcificatie [162]. Recente studies suggereren dat vitamine K ook een rol kan spelen als krachtige antioxidant [157].

1.2.13.3   Opname en transport

Vitamine K is een zeer lipofiel molecuul. Net als vetten en andere vetoplosbare vitamines worden de moleculen in het maag-darmkanaal met behulp van gal en pancreas-enzymen geïncorporeerd in micellen ('mixed micelles'). In geval van cholestase kan de opname daardoor verstoord zijn. De micellen worden geabsorbeerd door de enterocyten in de dunne darm. Na opname wordt vitamine K geïncorporeerd in chylomicronen, die via het lymfatische systeem in de circulatie terechtkomen. In de lever wordt vitamine K ingebouwd in VLDL-deeltjes. De hoeveelheid vitamine K die daarmee in de bloedbaan circuleert, is relatief klein. Vitamine K_1 en vitamine K_2 worden op verschillende wijze getransporteerd in het lichaam, waarbij K_1 meer door de lever wordt vastgehouden en K_2 zich meer in het lichaam verspreidt [163]. Opslag vindt plaats in de lever, de hersenen, het hart, pancreas en botweefsel.

1.2.13.4   Gezondheidseffecten

Sinds een aantal jaren krijgt vitamine K_2 meer aandacht, onder andere door onderzoek aan de Universiteit van Maastricht [164] en de bevindingen uit de Rotterdam-studie [165], beide uit 2004. Uit deze laatste studie kwam naar voren dat er geen verband was tussen consumptie van vitamine K_1 en het ontstaan van hart- en vaatzieken, maar dat dat wel het geval was bij consumptie van vitamine K_2. Een verlaagd risico op het optreden van CVD met een toenemende inname van vitamine K_2 werd ook gevonden in de Prospect-studie [166]. Interessant zijn de bevindingen dat de combinatie van een lage vitamine D- en vitamine K-status geassocieerd is met een verhoogde bloeddruk en een trend met een hoger risico op hart- en vaatziekten [167]. Ook voor arteriële stijfheid lijkt er een dergelijke interactie te bestaan [168].

Eveneens van meer recenter datum is de toenemende interesse in de mogelijke relatie tussen vitamine K_2 en botgezondheid. Vitamine K speelt een cruciale rol bij het onderhouden van de botsterkte vanwege de rol als cofactor van het enzym gammacarboxylase, dat op zijn beurt een aantal vitamine K-afhankelijke eiwitten in bot activeert die betrokken zijn bij de regulatie van de botmineralisatie en de calciumhuishouding [169]. Een belangrijk bot-Gla-eiwit is osteocalcine, dat wordt gesynthetiseerd door botvormende osteoblasten, waarbij serumconcentraties van osteocalcine correleren met de snelheid van botvorming.

Hoewel kleinere studies lijken te wijzen op gunstige effecten van vitamine K-suppletie op het risico op fracturen en het behoud van botdichtheid, stellen een recente meta-analyse [170] en een systematische review [169] dat de kwaliteit van de uitgevoerde klinische studies te gering is om op dit moment vitamine K-suppletie aan te bevelen bij mensen met een verhoogd risico. Vitamine K-suppletie lijkt volgens deze publicaties weinig effect te hebben op de botdichtheid van postmenopauzale vrouwen of mensen met osteoporose. Meer onderzoek lijkt gerechtvaardigd, waarbij aanbevolen wordt om dit eerst gericht uit te voeren bij mensen met een verhoogd fractuurrisico en/of een duidelijk vastgestelde vitamine K-insufficiëntie.

1.2.13.5 Tekorten

Over deficiënties bij volwassenen is nauwelijks iets bekend en vooralsnog wordt aangenomen dat deze waarschijnlijk weinig voorkomen. Ze kunnen ontstaan bij langdurig gebruik van antibiotica met een effect op de microbiota. Dit zou tot problemen met de bloedstolling kunnen leiden. Op grond van het werkingsmechanisme zou chronische suboptimale inname kunnen bijdragen aan aderverkalking, osteoporose en mogelijk versnelde cognitieve achteruitgang. Hiervoor zijn echter nog te weinig gegevens beschikbaar. Uit de recente PREVEND-studie (Prevention of Renal and Vascular End-Stage Disease) lijkt ook naar voren te komen dat functionele vitamine K-insufficiëntie zou kunnen bijdragen aan vroegtijdig overlijden en cardiovasculaire sterfte [171].

1.2.13.6 Vitamine K bij baby's

Het risico op vitamine K-deficiënties bij pasgeborenen is veel groter dan bij oudere kinderen en volwassenen, en kan leiden tot ernstige bloedingen. Bij kinderen met darmproblemen zoals galatresie geldt dit in nog hogere mate. Omdat vitamine K het ongeboren kind niet via de placenta bereikt, kan het geen voorraad aanleggen. Omdat ook de darmflora nog niet in staat is om voldoende te produceren is suppletie gewenst. Alle kinderen krijgen vlak na de geboorte extra vitamine K (1 mg oraal). Borstgevoede kinderen krijgen vanaf dag 8 tot en met 12 weken na de geboorte 150 µg vitamine K per dag oraal. Omdat vitamine K is toegevoegd aan flesvoeding hoeft dit niet wanneer kinderen dit (in voldoende hoeveelheid) krijgen.

1.2.13.7 Behoefte

Voor volwassenen geeft de Gezondheidsraad alleen een advies voor vitamine K_1. Er is geen ADH vastgesteld en de AI wordt geschat op 70 microgram per dag voor mannen en vrouwen. De gemiddelde inname vanuit de voeding in Nederland is volgens de Voedselconsumptiepeiling (VCP) ongeveer 84 µg/dag [95]. De VCP geeft geen data over de inname van vitamine K_2.

1.2.13.8 Overdosering

Een teveel aan vitamine K komt in de praktijk niet voor en er is geen bovengrens bekend. Voorzichtigheid en controle op de stollingstijd is gewenst bij combinaties van stollingsremmende medicatie (vitamine K-antagonisten) en hoge doses vitamine K.

Literatuur

1. Vandamme EJ, Revuelta JL. Industrial biotechnology of vitamins, biopigments, and antioxidants. Hoboken (New Jersey): John Wiley & Sons; 2016.
2. Acevedo-Rocha CG, et al. Microbial cell factories for the sustainable manufacturing of B vitamins. Curr Opin Biotechnol. 2019;56:18–29.
3. Survase SA, Bajaj IB, Singhal RS. Biotechnological production of vitamins. Food Technol Biotech. 2006;44(3):381–96.
4. Biesalski HK. Nutrition meets the microbiome: micronutrients and the microbiota. Ann N Y Acad Sci. 2016;1372(1):53–64.
5. Debelo H, Novotny JA, Ferruzzi MG. Vitamin A. Adv Nutr. 2017;8(6):992–4.
6. Kerns JC, Gutierrez JL. Thiamin. Adv Nutr. 2017;8(2):395–7.
7. Chan Y-M, Bailey R, O'Connor DL. Folate. Adv Nutr. 2013;4(1):123–5.
8. Allen LH. Vitamin B-12. Adv Nutr. 2012;3(1):54–5.
9. Hegyi J, Schwartz RA, Hegyi V. Pellagra: dermatitis, dementia, and diarrhea. Int J Dermatol. 2004;43(1):1–5.
10. Meyer-Ficca M, Kirkland JB. Niacin. Adv Nutr. 2016;7(3):556–8.
11. Brannon PM, Fleet JC. Vitamin D. Adv Nutr. 2011;2(4):365–7.
12. EFSA Panel on Dietetic Products, Nutrition and Allergies (NDA). Scientific opinion on dietary reference values for vitamin A. EFSA J. 2015;13(3):4028.
13. Kohlmeier M. Fat-soluble vitamins and nonnutrients. In: Nutrient metabolism. 2nd ed., chapter 9. San Diego: Academic Press; 2015. pp. 479–565.
14. Combs GF, McClung JP. Vitamin A. In: Combs GF, McClung JP, editors. The vitamins. 5th ed., chapter 6. San Diego: Academic Press; 2017. pp. 109–59.
15. Hammond JBR, Renzi LM. Carotenoids. Adv Nutr. 2013;4(4):474–6.
16. Rodriguez-Concepcion M, et al. A global perspective on carotenoids: metabolism, biotechnology, and benefits for nutrition and health. Prog Lipid Res. 2018;70:62–93.
17. Institute of Medicine. Dietary reference intakes for vitamin A, vitamin K, arsenic, boron, chromium, copper, iodine, iron, manganese, molybdenum, nickel, silicon, vanadium, and zinc. Chapter 4. Washington DC: The National Academies Press; 2001.

18. Melse-Boonstra A, et al. Dietary vitamin A intake recommendations revisited: global confusion requires alignment of the units of conversion and expression. Public Health Nutr. 2017;20(11):1903–6.
19. Ross AC. Diet in vitamin A research. Methods in molecular biology (Clifton, N.J.). 2010;652:295–313.
20. Ross AC. Vitamin A and carotenoids. In: Coates PE, Betz JM, Blackman MR, et al., editors. Encyclopedia of dietary supplements. 2nd ed. Boca Raton: CRC Press; 2010.
21. Black RE, et al. Maternal and child undernutrition: global and regional exposures and health consequences. The Lancet. 2008;371(9608):243–60.
22. EFSA Panel on Dietetic Products, Nutrition and Allergies (NDA). Dietary reference values for thiamin. EFSA J. 2016;14(12):e04653.
23. Kohlmeier M. Water-soluble vitamins and nonnutrients. In: Nutrient metabolism. 2nd ed., chapter 10. San Diego: Academic Press; 2015. pp. 567–671.
24. Combs GF, McClung JP. Thiamin. In: Combs GF, McClung JP, editors. The vitamins. 5th ed., chapter 11. San Diego: Academic Press; 2017. pp. 297–314.
25. Pinto JT, Zempleni J. Riboflavin. Adv Nutr. 2016;7(5):973–5.
26. EFSA Panel on Dietetic Products, Nutrition and Allergies (NDA). Dietary reference values for riboflavin. EFSA J. 2017;15(8):e04919.
27. Combs GF, McClung JP. Riboflavin. In: Combs GF, McClung JP, editors. The vitamins. 5th ed., chapter 12. San Diego: Academic Press; 2017. pp. 315–329.
28. Thakur K, Tomar SK. Lactic acid bacteria as a cell factory for riboflavin production. Microb Biotechnol. 2015;9(4):441–51.
29. Schuit FC. Leerboek metabolisme. 2ᵉ herziene druk. Houten: Bohn Stafleu van Loghum; 2015.
30. EFSA Panel on Dietetic Products, Nutrition and Allergies (NDA). Scientific opinion on dietary reference values for niacin. EFSA J. 2014;12(7):3759.
31. Combs GF, McClung JP. Niacin. In: Combs GF, McClung JP, editors. The vitamins. 5th ed., chapter 13. San Diego: Academic Press; 2017. pp. 331–50.
32. Leonardi R, Jackowski S. Biosynthesis of pantothenic acid and coenzyme A. EcoSal Plus. 2007;2(2):1–21.
33. EFSA Panel on Dietetic Products, Nutrition and Allergies (NDA). Scientific opinion on dietary reference values for pantothenic acid. EFSA J. 2014;12(2):3581.
34. Combs GF, McClung JP. Pantothenic acid. In: Combs GF, McClung JP, editors. The vitamins. 5th ed., chapter 16. San Diego: Academic Press; 2017. pp. 387–98.
35. Ueland PM, et al. Direct and functional biomarkers of vitamin B6 status. Ann Rev Nutr. 2015;35(1):33–70.
36. Hellmann H, Mooney S. Vitamin B6: a molecule for human health? Molecules. 2010;15(1):442–59.
37. Di Salvo ML, Contestabile R, Safo MK. Vitamin B6 salvage enzymes: mechanism, structure and regulation. Biochim Biophys Acta (BBA)-Proteins Proteom. 2011;1814(11): 1597–608.
38. Eliot AC, Kirsch JF. Pyridoxal phosphate enzymes: mechanistic, structural, and evolutionary considerations. Ann Rev Biochem. 2004;73(1):383–415.
39. Rowland I, et al. Gut microbiota functions: metabolism of nutrients and other food components. Eur J Nutr. 2018;57(1):1–24.
40. Bolzetta F, et al. Are the recommended dietary allowances for vitamins appropriate for elderly people? J Acad Nutr Diet. 2015;115(11):1789–97.
41. Van der Steen W, Den Heijer T, Groen J. Vitamine B₆-deficiëntie bij gebruik van levodopa. Ned. Tijdschr. Geneeskd. 162:D2818, 1–3 (casuïstiek 6 sept 2018).
42. Vrolijk MF, et al. The vitamin B6 paradox: supplementation with high concentrations of pyridoxine leads to decreased vitamin B6 function. Toxicol In Vitro. 2017;44:206–12.
43. Kulkantrakorn K. Pyridoxine-induced sensory ataxic neuronopathy and neuropathy: revisited. Neurol Sci. 2014;35(11):1827–30.

44. EFSA Panel on Dietetic Products, Nutrition and Allergies (NDA). Scientific opinion on dietary reference values for biotin. EFSA J. 2014;12(2):3580.

45. Combs GF, McClung JP. Biotin. In: Combs GF, McClung JP, editors. The vitamins. 5th ed., chapter 15. San Diego: Academic Press; 2017. pp. 371–85.

46. Zempleni J, Kuroishi T. Biotin. Adv Nutr. 2012;3(2):213–4.

47. EFSA Panel on Dietetic Products, Nutrition and Allergies (NDA). Scientific opinion on dietary reference values for folate. EFSA J. 2014;12(11):3893.

48. Combs GF, McClung JP. Folate. In: Combs GF, McClung JP, editors. The vitamins. 5th ed., chapter 17. San Diego: Academic Press; 2017. pp. 399–429.

49. Ducker GS, Rabinowitz JD. One-carbon metabolism in health and disease. Cell Metab. 2017;25(1):27–42.

50. Green R, et al. Vitamin B12 deficiency. Nat Rev Dis Primers. 2017, 3:17040.

51. Kok DE, et al. Bacterial folate biosynthesis and colorectal cancer risk: more than just a gut feeling. Crit Rev Food Sci Nutr. 2018, 1–13.

52. DeVos L, et al. Associations between single nucleotide polymorphisms in folate uptake and metabolizing genes with blood folate, homocysteine, and DNA uracil concentrations. Am J Clin Nutr. 2008;88(4):1149–58.

53. Pietrzik K, Bailey L, Shane B. Folic acid and L-5-methyltetrahydrofolate: comparison of clinical pharmacokinetics and pharmacodynamics. Clin Pharmacokinet. 2010;49(8):535–48.

54. Beaudin AE, Stover PJ. Insights into metabolic mechanisms underlying folate-responsive neural tube defects: a minireview. Birth Defects Res A Clin Mol Teratol. 2009;85(4):274–84.

55. De-Regil LM, et al. Effects and safety of periconceptional oral folate supplementation for preventing birth defects. Cochrane Database Syst Rev. 2015;12:Cd007950.

56. Aarabi M, et al. High-dose folic acid supplementation alters the human sperm methylome and is influenced by the MTHFR C677T polymorphism. Hum Mol Genet. 2015;24(22): 6301–13.

57. Centeno Tablante E, et al. Fortification of wheat and maize flour with folic acid for population health outcomes. Cochrane Database Syst Rev. 2019;7:CD012150.

58. Ji Y, et al. Homocysteine: a modifiable culprit of cognitive impairment for us to conquer? J Neurol Sci. 2019;404:128–36.

59. Moretti R, Caruso P. The controversial role of homocysteine in neurology: from labs to clinical practice. Int J Mol Sci. 2019;20(1):231.

60. Obradovic M, et al. Link between homocysteine and cardiovascular diseases. Curr Pharmacol Rep. 2018;4(1):1–9.

61. Smith AD, et al. Homocysteine and dementia: an international consensus statement. J Alzheimer's Dis. 2018;62(2):561–70.

62. Tinelli C, et al. Hyperhomocysteinemia as a risk factor and potential nutraceutical target for certain pathologies. Front Nutr. 2019;6:49.

63. Li Y, Huang T, Zheng Y, et al. Folic acid supplementation and the risk of cardiovascular diseases: a meta-analysis of randomized controlled trials. J Am Heart Assoc. 2016;5(8), pii: e003768.

64. Hoogeveen EK, et al. Hyperhomocysteinemia increases risk of death, especially in type 2 diabetes. Circulation. 2000;101(13):1506–11.

65. Huang T, et al. Association of homocysteine with type 2 diabetes: a meta-analysis implementing Mendelian randomization approach. BMC Genomics. 2013;14(1):867.

66. Homocysteine Lowering Trialists. Dose-dependent effects of folic acid on blood concentrations of homocysteine: a meta-analysis of the randomized trials. Am J Clin Nutr. 2005;82(4):806–12.

67. Lind MV, et al. Effect of folate supplementation on insulin sensitivity and type 2 diabetes: a meta-analysis of randomized controlled trials. Am J Clin Nutr. 2019;109(1):29–42.

68. Chon J, Stover PJ, Field MS. Targeting nuclear thymidylate biosynthesis. Mol Aspects Med. 2017;53:48–56.

69. Verhoef H, et al. Safety and benefits of interventions to increase folate status in malaria-endemic areas. Br J Haematol. 2017;177(6):905–18.
70. Ford AH, Almeida OP. Effect of vitamin B supplementation on cognitive function in the elderly: a systematic review and meta-analysis. Drugs Aging. 2019;36(5):419–34.
71. Hiraoka M, Kagawa Y. Genetic polymorphisms and folate status. Congenital Anomalies. 2017;57(5):142–9.
72. EFSA Panel on Dietetic Products, Nutrition and Allergies (NDA). Scientific opinion on dietary reference values for cobalamin (vitamin B12). EFSA J. 2015;13(7):4150.
73. Combs GF, McClung JP. Vitamin B_{12}. In: Combs GF, McClung JP, editors. The vitamins. 5th ed., chapter 18. San Diego: Academic Press; 2017. pp. 431–52.
74. Albert MJ, Mathan VI, Baker SJ. Vitamin B12 synthesis by human small intestinal bacteria. Nature. 1980;283(5749):781–2.
75. Grace E, et al. Review article: small intestinal bacterial overgrowth – prevalence, clinical features, current and developing diagnostic tests, and treatment. Aliment Pharmacol Ther. 2013;38(7):674–88.
76. Edelmann M, et al. Riboflavin, niacin, folate and vitamin B12 in commercial microalgae powders. J Food Compos Anal. 2019;82:103226.
77. Watanabe F, et al. Vitamin B_{12}-containing plant food sources for vegetarians. Nutrients. 2014;6(5):1861–73.
78. Van Orten-Luiten ACB. Food-drug interactions in elderly. In: Raats MM, editor. Food for the aging population. 2nd ed. Cambridge: Woodhead Publishing; 2016.
79. Green R. Vitamin B12 deficiency from the perspective of a practicing hematologist. Blood. 2017;129(19):2603–11.
80. Smulders YM. Metformine veroorzaakt wel degelijk B12-deficiëntie. Ned Tijdschr Geneeskd. 2010;154:A2351.
81. Alpers DH. Another indication for the use of oral vitamin B-12 supplementation. Am J Clin Nutr. 2018;108(1):1–3.
82. Schijns W, et al. Efficacy of oral compared with intramuscular vitamin B-12 supplementation after Roux-en-Y gastric bypass: a randomized controlled trial. Am J Clin Nutr. 2018;108(1):6–12.
83. Meyer HE, Willett WC, Fung TT, et al. Association of high intakes of vitamins B6 and B12 from food and supplements with risk of hip fracture among postmenopausal women in the nurses' health study. JAMA Netw Open. 2019;2(5):e193591.
84. Nishikimi M, Yagi K. Molecular basis for the deficiency in humans of gulonolactone oxidase, a key enzyme for ascorbic acid biosynthesis. Am J Clin Nutr. 1991;54(6 Suppl):1203s–8s.
85. Ngo B, et al. Targeting cancer vulnerabilities with high-dose vitamin C. Nat Rev Cancer. 2019;19(5):271–82.
86. Combs GF, McClung JP. Vitamin C. In: Combs GF, McClung JP, editors. The vitamins. 5th ed., chapter 10. San Diego: Academic Press; 2017. pp. 267–95.
87. Mandl J, Szarka A, Bánhegyi G. Vitamin C: update on physiology and pharmacology. Br J Pharmacol. 2009;157(7):1097–110.
88. Frei B, England L, Ames BN. Ascorbate is an outstanding antioxidant in human blood plasma. Proc Natl Acad Sci U S A. 1989;86(16):6377–81.
89. Baron JH. Sailors' scurvy before and after James Lind – a reassessment. Nutr Rev. 2009;67(6):315–32.
90. Hahn T, Adams W, Williams K. Is vitamin C enough? A case report of scurvy in a five-year-old girl and review of the literature. BMC Pediatr. 2019;19(1):74.
91. Golriz F, et al. Modern American scurvy – experience with vitamin C deficiency at a large children's hospital. Pediatr Radiol. 2017;47(2):214–20.
92. Ferrada L, Salazar K, Nualart F. Metabolic control by dehydroascorbic acid: questions and controversies in cancer cells. J Cell Physiol. 2019;234(11):19331–8.

93. Padayatty SJ, et al. Vitamin C pharmacokinetics: implications for oral and intravenous use. Ann Intern Med. 2004;140(7):533–7.

94. Jacobs C, et al. Is there a role for oral or intravenous ascorbate (vitamin C) in treating patients with cancer? A systematic review. The Oncologist. 2015;20(2):210–23.

95. RIVM. Inname van vitamines en mineralen (VCP). Voedselconsumptiepeiling 2012–2016. 2018; Available from: https://www.wateetnederland.nl/resultaten/vitamines-en-mineralen/inname.

96. Pauling L. The significance of the evidence about ascorbic acid and the common cold. Proc Natl Acad Sci U S A. 1971;68(11):2678–81.

97. Douglas RM, et al. Vitamin C for preventing and treating the common cold. Cochrane Database Syst Rev. 2007;3:Cd000980.

98. Van Duijnhoven FJ, et al. Fruit, vegetables, and colorectal cancer risk: the European prospective investigation into cancer and nutrition. Am J Clin Nutr. 2009;89(5):1441–52.

99. Farvid MS, et al. Fruit and vegetable consumption and breast cancer incidence: repeated measures over 30 years of follow-up. IJC. 2019;144(7):1496–510.

100. Grooth H-J, et al. Vitamin-C pharmacokinetics in critically ill patients: a randomized trial of four intravenous regimens. Chest. 2018;153(6):1368–77.

101. Hill A, Wendt S, Benstoem C, et al. Vitamin C to improve organ dysfunction in cardiac surgery patients-review and pragmatic approach. Nutrients. 2018;10(8), pii: E974.

102. Langlois P, Lamontagne F. Vitamin C for the critically ill: is the evidence strong enough? Nutrition. 2019;60:185–90.

103. Fowler AA III, et al. Effect of vitamin C infusion on organ failure and biomarkers of inflammation and vascular injury in patients with sepsis and severe acute respiratory failure: the CITRIS-ALI randomized clinical trial. JAMA. 2019;322(13):1261–70.

104. Brant EB, Angus DC. Is high-dose vitamin C beneficial for patients with sepsis? JAMA. 2019;322(13):1257–8.

105. Vaes AMM. Vitamin D for older adults: determinants of status, supplementation strategies and its role in muscle function. Wageningen: Wageningen University; 2017.

106. Ten Haaf DSM, et al. Determinants of vitamin D status in physically active elderly in the Netherlands. Eur J Nutr. 2018;58(8):3121–8.

107. Combs GF, McClung JP. Vitamin D. In: Combs GF, McClung JP, editors. The vitamins. 5th ed., chapter 7. San Diego: Academic Press; 2017. pp. 161–206.

108. Balvers MGJ, et al. Recommended intakes of vitamin D to optimise health, associated circulating 25-hydroxyvitamin D concentrations, and dosing regimens to treat deficiency: workshop report and overview of current literature. J Nutr Sci. 2015;4:e23.

109. Holick MF. Resurrection of vitamin D deficiency and rickets. J Clin Invest. 2006;116(8):2062–72.

110. Bär L, et al. Regulation of fibroblast growth factor 23 (FGF23) in health and disease. FEBS Letters. 2019;593(15):1879–900.

111. Wielders JP, Muskiet FA, Van de Wiel A. Shedding new light on vitamin D–reassessment of an essential prohormone. Ned Tijdschr Geneeskd. 2010;154:A1810.

112. Autier P, et al. Vitamin D status and ill health: a systematic review. Lancet Diabetes Endocrinol. 2014;2(1):76–89.

113. Morley JE. Vitamin D: does the emperor have no clothes? J Nutr Health Aging. 2019;23(4):316–7.

114. Adams JS, Hewison M. Update in vitamin D. J Clin Endocrinol Metab. 2010;95(2):471–8.

115. Brouwer-Brolsma EM, et al. Vitamin D: do we get enough? A discussion between vitamin D experts in order to make a step towards the harmonisation of dietary reference intakes for vitamin D across Europe. Osteoporos Int. 2013;24(5):1567–77.

116. Muskiet FAJ, et al. Een kritische beschouwing van de aanbevelingen en de rationale van het gezondheidsraadsrapport 'Evaluatie van de voedingsnormen voor vitamine D'. Ned Tijdschr Klin Chem Labgeneesk. 2013;38:169–85.

117. Luxwolda MF, et al. Traditionally living populations in East Africa have a mean serum 25-hydroxyvitamin D concentration of 115 nmol/l. Br J Nutr. 2012;108(09):1557–61.
118. Tripkovic L, et al. Comparison of vitamin D2 and vitamin D3 supplementation in raising serum 25-hydroxyvitamin D status: a systematic review and meta-analysis. Am J Clin Nutr. 2012;95(6):1357–64.
119. Tripkovic L, et al. Daily supplementation with 15 μg vitamin D2 compared with vitamin D3 to increase wintertime 25-hydroxyvitamin D status in healthy South Asian and white European women: a 12-wk randomized, placebo-controlled food-fortification trial. Am J Clin Nutr. 2017;106(2):481–90.
120. Marcinowska-Suchowierska E, Kupisz-Urbańska M, Łukaszkiewicz L, et al. Vitamin D toxicity-a clinical perspective. Front Endocrinol. 2018;9:550.
121. Dimitrov V, White JH. Vitamin D signaling in intestinal innate immunity and homeostasis. Mol Cell Endocrinol. 2017;453:68–78.
122. Wintermeyer E, et al. Crucial role of vitamin D in the musculoskeletal system. Nutrients. 2016;8(6):319.
123. Ritter CS, Brown AJ. Direct suppression of PTH-gene expression by the vitamin D pro-hormones doxercalciferol and calcidiol requires the vitamin D receptor. J Mol Endocrinol. 2011;46(2):63–6.
124. O'Riordan JLH, Bijvoet OLM. Rickets before the discovery of vitamin D. BoneKEy Rep. 2014;3:478.
125. McCollum EV, et al. Studies on experimental rickets XXI. An experimental demonstration of the existence of a vitamin which promotes calcium deposition. J Biol Chem. 1922;53(2): 293–312.
126. Wauters IMPMJ, Van Soesbergen RM. Ziek door te weinig zonlicht: rachitis en osteomalacie. Ned Tijdschr Geneeskd. 1999;143:593–7.
127. Zhao J, et al. Association between calcium or vitamin D supplementation and fracture incidence in community-dwelling older adults: a systematic review and meta-analysis. JAMA. 2017;318(24):2466–82.
128. Bolland MJ, Grey A, Avenell A. Effects of vitamin D supplementation on musculoskeletal health: a systematic review, meta-analysis, and trial sequential analysis. Lancet Diabetes Endocrinol. 2018;6(11):847–58.
129. Dyer SM, et al. Benefits of vitamin D supplementation in older people living in nursing care facilities. Age Ageing. 2019;48(5):761–2.
130. Cameron ID, et al. Interventions for preventing falls in older people in care facilities and hospitals. Cochrane Database Syst Rev. 2018;9:CD005465.
131. Martineau AR, et al. Vitamin D supplementation to prevent acute respiratory tract infections: systematic review and meta-analysis of individual participant data. BMJ. 2017;356:i6583.
132. Jolliffe DA, Griffiths CJ, Martineau AR. Vitamin D in the prevention of acute respiratory infection: systematic review of clinical studies. J Steroid Biochem Mol Biol. 2013;136:321–9.
133. Sintzel MB, Rametta M, Reder AT. Vitamin D and multiple sclerosis: a comprehensive review. Neurol Ther. 2018;7(1):59–85.
134. Hupperts R, et al. Randomized trial of daily high-dose vitamin D3 in patients with RRMS receiving subcutaneous interferon beta-1a. Neurology. 2019;93(20):e1906–16.
135. Hawthorne AB. Editorial: clinical benefits of vitamin D therapy in inflammatory bowel disease. Aliment Pharmacol Ther. 2017;45(10):1365–6.
136. Bischoff-Ferrari H. Relevance of vitamin D in muscle health. Rev Endocr Metab Disord. 2012;13(1):71–7.
137. Dzik KP, Kaczor JJ. Mechanisms of vitamin D on skeletal muscle function: oxidative stress, energy metabolism and anabolic state. Eur J Appl Physiol. 2019;119(4):825–39.
138. Montenegro KR, et al. Mechanisms of vitamin D action in skeletal muscle. Nutr Res Rev. 2019;32(2):1–13.

139. Girgis CM, et al. Vitamin D receptor ablation and vitamin D deficiency result in reduced grip strength, altered muscle fibers, and increased myostatin in mice. Calcif Tissue Int. 2015;97(6):602–10.

140. Girgis CM, Cha KM, So B, et al. Mice with myocyte deletion of vitamin D receptor have sarcopenia and impaired muscle function. J Cachexia Sarcopenia Muscle. 2019;10(6):1228–40.

141. Vaes AMM, et al. Cholecalciferol or 25-hydroxycholecalciferol supplementation does not affect muscle strength and physical performance in prefrail and frail older adults. J Nutr. 2018;148(5):712–20.

142. Maalmi H, et al. Relationship of very low serum 25-hydroxyvitamin D3 levels with long-term survival in a large cohort of colorectal cancer patients from Germany. Eur J Epidemiol. 2017;32(11):961–71.

143. Van Harten-Gerritsen AS, et al. Vitamin D, inflammation, and colorectal cancer progression: a review of mechanistic studies and future directions for epidemiological studies. Cancer Epidemiol Biomarkers Prev. 2015;24(12):1820–8.

144. Manson JE, Cook NR, Lee IM, et al. Vitamin D supplements and prevention of cancer and cardiovascular disease. N Engl J Med. 2019;380(1):33–44.

145. De Koning EJ, et al. Vitamin D supplementation for the prevention of depression and poor physical function in older persons: the D-Vitaal study, a randomized clinical trial. Am J Clin Nutr. 2019;110(5):1119–30.

146. Pittas AG, et al. Vitamin D supplementation and prevention of type 2 diabetes. N Engl J Med. 2019;381(6):520–30.

147. Zhang Y, et al. Association between vitamin D supplementation and mortality: systematic review and meta-analysis. BMJ. 2019;366:l4673.

148. Combs GF, McClung JP. Vitamin E. In: Combs GF, McClung JP, editors. The vitamins. 5th ed., chapter 8. San Diego: Academic Press; 2017. pp. 207–42.

149. Meydani SN, Lewis ED, Wu D. Perspective: should vitamin E recommendations for older adults be increased? Adv Nutr. 2018;9(5):533–43.

150. Shen L, Ji HF. Vitamin E: supplement versus diet in neurodegenerative diseases. Trends Mol Med. 2012;18(8):443–5.

151. Patel SS, Siddiqui MS. Current and emerging therapies for non-alcoholic fatty liver disease. Drugs. 2018;79(1):75–84.

152. Gann PH. Randomized trials of antioxidant supplementation for cancer prevention: first bias, now chance – next, cause. JAMA. 2009;301(1):102–3.

153. Gaziano JM, et al. Vitamins E and C in the prevention of prostate and total cancer in men: the Physicians' health study II randomized controlled trial. JAMA. 2009;301(1):52–62.

154. Lippman SM, et al. Effect of selenium and vitamin E on risk of prostate cancer and other cancers: the Selenium and Vitamin E Cancer Prevention Trial (SELECT). JAMA. 2009;301(1):39–51.

155. Klein EA, et al. Vitamin E and the risk of prostate cancer: the Selenium and Vitamin E Cancer Prevention Trial (SELECT). JAMA. 2011;306(14):1549–56.

156. Wang L, et al. Vitamin E and C supplementation and risk of cancer in men: posttrial follow-up in the Physicians' health study II randomized trial. Am J Clin Nutr. 2014;100(3):915–23.

157. Halder M, Petsophonsakul P, Akbulut AC, et al. Vitamin K: double bonds beyond coagulation insights into differences between vitamin K1 and K2 in health and disease. Int J Mol Sci. 2019;20(4), pii: E896.

158. Schwalfenberg GK. Vitamins K1 and K2: the emerging group of vitamins required for human health. Nutr Metab. 2017;(18):1–6, Article ID 6254836.

159. Shearer MJ, Fu X, Booth SL. Vitamin K nutrition, metabolism, and requirements: current concepts and future research. Adv Nutr. 2012;3(2):182–95.

160. Suttie JW, Booth SL. Vitamin K. Adv Nutr. 2011;2(5):440–1.

161. Willems BAG, et al. The realm of vitamin K dependent proteins: shifting from coagulation toward calcification. Mol Nutr Food Res. 2014;58(8):1620–35.

162. Theuwissen E, Smit E, Vermeer C. The role of vitamin K in soft-tissue calcification. Adv Nutr. 2012;3(2):166–73.
163. Schurgers LJ, Vermeer C. Differential lipoprotein transport pathways of K-vitamins in healthy subjects. Biochim Biophys Acta. 2002;1570(1):27–32.
164. Vermeer C, et al. Beyond deficiency: potential benefits of increased intakes of vitamin K for bone and vascular health. Eur J Nutr. 2004;43(6):325–35.
165. Geleijnse JM, et al. Dietary intake of menaquinone is associated with a reduced risk of coronary heart disease: the Rotterdam study. J Nutr. 2004;134(11):3100–5.
166. Gast GC, et al. A high menaquinone intake reduces the incidence of coronary heart disease. Nutr Metab Cardiovasc Dis. 2009;19(7):504–10.
167. Van Ballegooijen AJ, et al. Joint association of low vitamin D and vitamin K status with blood pressure and hypertension. Hypertension. 2017;69(6):1165–72.
168. Mayer O, et al. Synergistic effect of low K and D vitamin status on arterial stiffness in a general population. J Nutr Biochem. 2017;46:83–9.
169. Palermo A, et al. Vitamin K and osteoporosis: Myth or reality? Metabolism. 2017;70:57–71.
170. Mott A, et al. Effect of vitamin K on bone mineral density and fractures in adults: an updated systematic review and meta-analysis of randomised controlled trials. Osteoporosis Int. 2019;30(8):1543–59.
171. Riphagen IJ, Keyzer CA, Drummen NEA, et al. Prevalence and effects of functional vitamin K insufficiency: The PREVEND study. Nutrients. 2017;9(12), pii: E1334.

Hoofdstuk 2
Vitaminebehoefte en –inname

April 2020

R.F. Witkamp en M.G.J. Balvers

Samenvatting In dit hoofdstuk komen eerst de voedingsnormen voor vitamines, de begrippen aanbevolen dagelijkse hoeveelheid (ADH) en adequate inname (AI), en de wijze waarop deze tot stand komen aan de orde. Wat de inname van afzonderlijke nutriënten vanuit de voeding betreft heeft zich de afgelopen decennia een belangrijke verandering in denken en beleidsontwikkeling voorgedaan, namelijk een verschuiving van richtlijnen, gebaseerd op voedingsstoffen, naar richtlijnen, gebaseerd op voedingsmiddelen en voedingspatronen. Naast vitamines die van nature in voedingsmiddelen voorkomen, kunnen ook voedingssupplementen en producten waaraan vitamines zijn toegevoegd bijdragen aan de behoefte. Er bestaan diverse supplementen die een of meerdere vitamines bevatten. Het is belangrijk om onderscheid te maken tussen voedingskundige en farmacologische toepassing van vitamines. In het laatste deel van dit hoofdstuk wordt ingegaan op een aantal algemene aspecten van het analyseren van vitamines in bloed (of serum, plasma). Daarbij gaat het vooral om het nut van dergelijke bepalingen, hun mogelijkheden en beperkingen.

2.1 Inleiding

In het belang van de volksgezondheid en voor beleidsontwikkeling en -monitoring worden voedingsnormen opgesteld door wetenschappelijke adviesraden. Internationaal zijn er diverse adviesraden actief die per land of binnen een internationale samenwerking voedingsnormen opstellen op basis van de laatste wetenschappelijke inzichten. In dit hoofdstuk wordt kort ingegaan op de kernelementen van voedingsnormen en de manier waarop deze tot stand komen.

R.F. Witkamp (✉) · M.G.J. Balvers Afdeling Humane Voeding en Gezondheid, Wageningen University and Research, Wageningen, Nederland

© Bohn Stafleu van Loghum is een imprint van Springer Media B.V., onderdeel van Springer Nature 2020
M. Former et al. (Red.), *Informatorium voor Voeding en Diëtetiek – Supplement 104 – april 2020*, https://doi.org/10.1007/978-90-368-2469-9_2

2.2 Het vaststellen van voedingsnormen

In Nederland is de Gezondheidsraad verantwoordelijk voor het vaststellen en periodiek herzien van voedingsnormen voor vitamines. Hierbij geldt dat de meest recente wetenschappelijke inzichten worden beoordeeld en gewogen door een hiervoor ingestelde commissie van experts.

Momenteel is de laatste herziening die van 2018 [1]. Hierin worden ook de EFSA-normen geëvalueerd en vergeleken met de Nederlandse situatie en de tot dan toe geldende normen. In een aantal gevallen en om diverse redenen komt de Gezondheidsraad hierbij met normen die afwijken van die van de EFSA. Voor verdere bijzonderheden wordt verwezen naar het bijbehorende achtergronddocument, verkrijgbaar via internet [2].

Een belangrijk doel is het vaststellen van een aanbevolen dagelijkse hoeveelheid (ADH), waarvoor als uitgangspunt wordt genomen dat deze toereikend is voor ten minste 97,5 % van de bevolking. De EFSA spreekt in dit kader van 'referentie-inname op populatieniveau'. Om de ADH te kunnen berekenen zijn voldoende gegevens nodig over de gemiddelde vitaminebehoefte binnen een populatie. Daarnaast moeten deficiëntieverschijnselen kunnen worden gerelateerd aan de innames en bloedwaarden van vitamines. Als deze gegevens niet voorhanden zijn, kan een adequate inname (AI) geschat worden, onder andere op basis van wetenschappelijke literatuur. Ook bij de AI is de aanname dat deze voorziet in de behoefte van het grootste deel van de populatie, en in de praktijk kunnen ADH en AI op dezelfde wijze worden gebruikt (fig. 2.1).

Voor zover mogelijk zijn voedingsnormen toegespitst op doelgroepen, bijvoorbeeld leeftijdscategorie en geslacht, en wordt er rekening gehouden met omstandigheden die de behoefte kunnen verhogen, zoals zwangerschap en lactatie. Een belangrijk, maar nog wel eens vergeten principe is dat de ADH en AI formeel niet bedoeld en niet geschikt zijn om op het niveau van het individu specifieke uitspraken te doen over de vitaminevoorziening. Het merendeel van de individuen heeft namelijk een persoonlijke behoefte die lager ligt dan de ADH of AI.

Naast de ADH of AI wordt, indien hoge innames van een bepaald vitamine tot toxiciteit leiden, een aanvaardbare bovengrens van inname vastgesteld. Bij het vaststellen daarvan worden de in de literatuur beschreven gegevens over de toxiciteit beoordeeld. Deze kunnen worden gehaald uit interventiestudies waarbij bijwerkingen van supplementen systematisch worden gemonitord, of uit 'case reports' waarbij onbedoeld een (extreem) hoge blootstelling heeft plaatsgevonden door bijvoorbeeld een doseringsfout. Uit de beschikbare gegevens kan een bovengrens van inname worden vastgesteld die veilig wordt geacht voor de gehele bevolking, waarbij ook rekening is gehouden met een interindividuele variatie in gevoeligheid voor nutriënten.

In het ideale geval zit er een ruime marge tussen de ADH/AI en aanvaardbare bovengrens, zodat toxiciteit niet reëel is indien men (onbedoeld) uit de voeding een iets hogere inname van een vitamine zou hebben dan de ADH/AI. In de praktijk wordt deze bovengrens met de meest gangbare voedingsgewoontes nooit bereikt. Zoals in het hoofdstuk over vitamines (H. 1) is beschreven, zijn

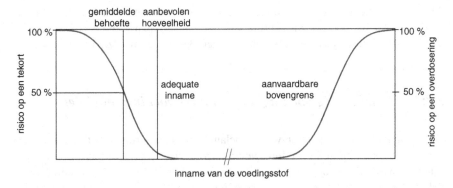

Figuur 2.1 Schematische weergave van de vier voedingsnormen: gemiddelde behoefte, aanbevolen hoeveelheid, adequate inname en aanvaardbare bovengrens. Bron: Gezondheidsraad, 2018 [2]

de opname en de eventuele eigen synthese (zoals bij vitamine D) vaak zelflimiterend. Een uitzondering hierop vormt vitamine A, waarvoor bij consumptie van lever en leverproducten al wel gauw een dosis kan worden bereikt die bij zwangere vrouwen tot een verhoogd risico kan leiden vanwege de teratogene effecten. Om die reden raadt het Voedingscentrum voor alle zekerheid af om tijdens de zwangerschap lever of leverproducten te eten. De omzetting in vitamine A vanuit plantaardige carotenoïden, aanwezig in een gangbare voeding, is overigens wel zelflimiterend. In tegenstelling tot met reguliere voeding kan er bij gebruik van sommige hooggedoseerde supplementen wel toxiciteit optreden. Voorbeelden zijn vitamine B_6 (par. 1.2.6) en foliumzuur (par. 1.2.8).

2.3 Richtlijnen goede voeding

Het is een biologisch gegeven dat de mens en andere diersoorten zich zo hebben ontwikkeld dat ze hun essentiële nutriënten, dus inclusief de vitamines, in principe uit hun normale dagelijkse voeding kunnen halen. Dit is dan inclusief de eventuele bijdrage van de synthese door bacteriën in het darmkanaal, die voor de mens overigens beperkt lijkt. De enige uitzondering hierop vormt vitamine D, aangezien daarvan bij de meeste mensen de eigen synthese de grootste bron is. Hierbij geldt dan uiteraard wel weer dat de moderne mens soms ver van zijn oorspronkelijke leefwijze is komen af te staan, en dat er daarnaast verschillende risicogroepen zijn die via hun voeding niet of in onvoldoende mate aan voldoende (bepaalde) vitamines kunnen komen (par. 2.5.3).

Los van dit laatste is het fysiologisch niet alleen zeer plausibel, maar ook in toenemende mate wetenschappelijk aangetoond dat vitamines en andere nutriënten bij voorkeur in een bepaalde onderlinge verhouding worden ingenomen. Ook de voedingsmatrix, in dit hoofdstuk verder niet belicht, speelt een rol. Dit principe pleit tegen het gebruik van enkelvoudige vitamines in doseringen die ver boven de

ADH liggen, hetgeen met sommige supplementen wel het geval kan zijn. In die situaties waar het doelgericht gebruik van hoge doseringen geïndiceerd is, schuift men van het fysiologische gebied naar farmacologisch gebruik (zie hierna) [3].

2.3.1 Verschuiving voedingsstoffen naar voedingsmiddelen

De afgelopen decennia hebben we een belangrijke verandering in het denken en de beleidsontwikkeling in de voedingswetenschap gezien: een verschuiving van richtlijnen, gebaseerd op voedingsstoffen, naar richtlijnen, gebaseerd op voedingsmiddelen en voedingspatronen. Deze verschuiving is gebaseerd op de constatering dat deficiënties zelden geïsoleerd voorkomen, op de recente fysiologische inzichten over de onderlinge samenhang van micronutriënten en op het gegeven dat de mens nu eenmaal voedsel consumeert en geen afzonderlijke stoffen. Deze verandering is ook duidelijk zichtbaar in de laatste adviezen van de Gezondheidsraad [4]. In deze richtlijnen wordt een samenhangend voedingspatroon geadviseerd waarin wordt voldaan aan de verschillende voedingsnormen die er bestaan per (micro) nutriënt, en waarbij het risico op de tien in Nederland meest voorkomende chronische ziekten wordt verkleind. De basis van de richtlijnen is dat men voldoende vitamines uit de voeding binnen krijgt indien wordt gegeten volgens de richtlijnen. Het Voedingscentrum speelt een belangrijke rol bij het vertalen van de Richtlijnen goede voeding naar praktische voedingsadviezen.

2.4   De inname van vitamines in Nederland

In Nederland wordt door het Rijksinstituut voor Volksgezondheid en Milieu (RIVM) periodiek een Voedselconsumptiepeiling (VCP) uitgevoerd, waarin de voedselinname van de bevolking wordt vastgesteld. De voedselconsumptiegegevens geven ook inzicht in de inname van vitamines. De meest recente VCP is uitgevoerd van eind 2012 t/m 2016 en werd gepubliceerd in 2018. De gegevens over de gemiddelde inname zijn te in zien via internet (www.wateetnederland.nl/).

2.5   Voedingssupplementen, medicinale toedieningen en verrijking

2.5.1   Inleiding

Naast hun inname via de normale voeding kunnen vitamines worden toegediend via een voedingssupplement, als geneesmiddel of via verrijkt voedsel. Ook in Nederland bestaat een grote markt voor supplementen. Los van de 'commerciële'

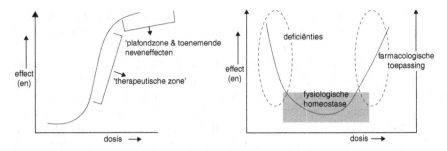

Figuur 2.2 Verschillen tussen farmaca (links) en nutriënten (rechts) wat betreft hun theoretische dosis-effectrelatie

vrij verkrijgbare supplementen, kunnen supplementen ook worden voorgeschreven door een arts en/of diëtist op basis van voedingskundige of medische indicatie. Sommige toedieningsvormen van vitamines vallen onder de geneesmiddelenwetgeving. Dit is in een aantal gevallen afhankelijk van de dosering. Zo hebben tabletten met 5 mg foliumzuur de wettelijke status van uitsluitend op recept verkrijgbaar geneesmiddel, terwijl tabletten met minder dan 1 mg foliumzuur als voedingssupplement vrij verkrijgbaar zijn. Soms worden vitamines ook per injectie gegeven en vallen dan per definitie onder de Geneesmiddelenwet.

Bij de inname van vitamines op andere wijze dan via de voeding is het belangrijk om de eerdergenoemde U-vormige dosis-effectrelatie van vitamines in acht te nemen (H. 1). Daarmee onderscheiden micronutriënten zich duidelijk van geneesmiddelen (fig. 2.2). Geneesmiddelen dienen niet alleen een andere functie, maar de werkzame stof(fen) (farmaca) zijn vaak lichaamsvreemd, en ze hebben in principe een meer specifiek en krachtiger effect. Micronutriënten vervullen daarentegen vaak meerdere functies in het lichaam en zijn biochemisch gezien meestal onderdeel van diverse fysiologische systemen en processen. Uiteraard is het zo dat er soms overlap kan zijn tussen 'voeding' en 'farma', zowel wat stoffen als toepassing betreft [3], maar daar zal hier verder niet op worden ingegaan.

2.5.2 Voedingssupplementen: wat zijn het?

Volgens de EU Richtlijn 2002/46/EG zijn voedingssupplementen bedoeld als aanvulling op de normale voeding en worden ze als volgt gedefinieerd (https://eur-lex.europa.eu/legal-content/NL/ALL/?uri=CELEX%3A32002L0046, artikel 2):

> … voedingsmiddelen die een geconcentreerde bron van een of meer nutriënten of andere stoffen met een nutritioneel of fysiologisch effect vormen, en in voorgedoseerde vorm op de markt worden gebracht.

Vervolgens geeft de richtlijn een opsomming van die voorgedoseerde vormen: capsules, pastilles, tabletten, pillen en soortgelijke vormen, zakjes poeder, ampullen met vloeistof, druppelflacons en soortgelijke vormen van vloeistoffen en poeders, bedoeld voor inname in afgemeten kleine eenheidshoeveelheden. Eenvoudiger gezegd betreft het geconcentreerde *voedingsproducten* in een vorm die men gewoonlijk ziet bij *geneesmiddelen.*

De formulering van de toedieningsvorm kan een effect hebben op de mate en snelheid van het vrijkomen van de actieve stoffen in een voedingssupplement. Of dit ook van invloed is op de uiteindelijke opname en werking verschilt van geval tot geval. Het hangt er bijvoorbeeld van af in hoeverre het oplossen in het darmlumen – een voorwaarde voor opname – al dan niet snelheid- of capaciteitbeperkend is. Vervolgens is dan de vraag in hoeverre de opnamesnelheid een bepalende stap is voor de werking.

Zoals al in H. 1 beschreven, worden sommige vitamines opgeslagen in de weefsels en dan is het tijdsverloop van opname niet direct van belang. Vergelijkbare argumenten gelden wanneer er van een vitamine verschillende zoutvormen kunnen worden toegepast, bijvoorbeeld een hydrochloride- of sulfaatvorm, en/of een bepaald specifieke vitameer. Ook daar is de chemische vorm soms wel en soms niet relevant. Andere redenen voor een specifieke formulering zijn gebruiksgemak, uiterlijk, smaak en stabiliteit.

Bij veel vitaminesupplementen spelen ook verkoopargumenten een rol en hebben de soms dure speciale preparaten lang niet altijd bewezen meerwaarde boven hun goedkopere alternatieven. De laatste jaren zijn er talloze supplementen verschenen waarin naast – of in plaats van – vitamines verschillende andere stoffen zitten, waaronder ook niet-nutriënten. Daartoe behoren ook preparaten op basis van plantenextracten en/of specifieke bio-actieve stoffen. Een verdere bespreking hiervan valt buiten het bestek van dit hoofdstuk.

Wanneer er voor een supplement een gezondheidsclaim wordt gemaakt, moet worden voldaan aan de EU Richtlijn (EC) 1924/2006. In principe kan er daarbij voor de meeste vitamines gebruik worden gemaakt van een zogeheten 'generieke claim' (art 13.1 claim), die is gebaseerd op algemeen geaccepteerde wetenschappelijke gegevens. De praktijk is soms echter weerbarstig omdat vitamines vaak in combinatiepreparaten voorkomen, er soms sprake is van (extreem) hoge doseringen en er claims zijn die veel verder gaan dan zou mogen. Dit betekent dat ook in geval van vitaminepreparaten oplettendheid geboden is. Een andere opmerkelijke situatie die zich bij tijd en wijle voordoet is dat vitamines aan supplementen worden toegevoegd met als enige doel gebruik te kunnen maken van de goedgekeurde claim voor het betreffende vitamine.

2.5.3   Supplementgebruik: voor wie zijn vitaminesupplementen nuttig?

Bij veel mensen bestaat de gedachte dat zij voedingssupplementen op basis van vitamines en/of andere stoffen nodig hebben voor hun gezondheid en bijvoorbeeld de weerstand tegen infecties. Hierop wordt zeker ook door de supplementindustrie ingespeeld. Niet zelden is deze gedachte deels gebaseerd op oude volkswijsheden en gewoontes, zoals het idee dat de voeding in bepaalde jaargetijden onvoldoende vitamines zou bevatten. In principe zou een seizoensafhankelijke behoefte tegenwoordig alleen nog hoeven te gelden voor vitamine D, waarvan de voorraad aan het eind van de winter gemiddeld op zijn laagst is. Een ander regelmatig gebruikt argument is dat veel mensen een voedingspatroon hebben dat onvoldoende voorziet in de behoefte. Voor dit argument is in principe meer te zeggen, en cijfers laten zien dat de aanbevelingen inderdaad lang niet door iedereen worden gehaald. Daarbij rijst wel weer de vraag in hoeverre dit tot echte tekorten zal leiden. Een laatste argument is dat 'meer' ook 'beter' zou zijn. Sommige leveranciers spelen in op gevoelens van ongerustheid over de gezondheid en twijfel bij consumenten door te stellen dat de adviezen van de Gezondheidsraad niet zouden leiden tot een optimale inname.

Aan de andere kant zijn er wel degelijk individuen en groepen aan te wijzen met een verhoogd risico op een onvoldoende inname en/of status. Voor een aantal specifieke groepen geldt daarom een gericht suppletieadvies wat betreft foliumzuur en de vitamines B_{12}, D en K.

Foliumzuur Hiervoor geldt de aanbeveling dat vrouwen met een zwangerschapswens vanaf minimaal vier weken voor tot acht weken na de conceptie dagelijks een supplement zouden moeten gebruiken met 400 µg foliumzuur. Deze aanbeveling is gericht op het verlagen van het risico op spina bifida en schisis bij het kind.

Vitamine B_{12} Hiervoor geldt het advies dat veganisten ter aanvulling een supplement zouden moeten gebruiken om de ADH van 2,8 µg/dag te halen. Deze aanbeveling is gebaseerd op het feit dat vitamine B_{12} voornamelijk aanwezig is in producten van dierlijke oorsprong, zoals vlees en zuivel, en dat iemand met een strikt veganistische leefstijl te weinig van deze vitamine binnenkrijgt.

Vitamine D Suppletie hiervan is aanbevolen voor kleine kinderen, ouderen, mensen met een donkere huidskleur en personen met weinig blootstelling aan zonlicht. Bij baby's van 8 dagen oud tot het vierde levensjaar geldt de aanbeveling om dagelijks 10 µg vitamine D via druppels te suppleren vanwege de gunstige effecten op de ontwikkeling van botten. De aanbeveling voor ouderen (>70 jaar) om 20 µg/ dag te suppleren, is gebaseerd op onderzoek waarbij gunstige effecten op botgezondheid zijn vastgesteld. Tevens geldt de aanbeveling om dagelijks 10 µg te suppleren voor personen met een donker huidtype, personen die niet veel aan zonlicht worden blootgesteld en voor personen die een hoofddoek of sluier dragen.

Vitamine K Hiervoor geldt de aanbeveling dat pasgeboren baby's die borstvoeding krijgen, vanaf 8 dagen oud tot en met de derde maand elke dag 150 µg vitamine K via druppels krijgen gesuppleerd. Dit advies is gebaseerd op het voorkomen van bloedingen omdat in de eerste maanden de synthese van vitamine K door darmbacteriën nog op gang moet komen. Baby's die flessenmelk krijgen hoeven niet gesuppleerd te worden, omdat de flesvoeding al voldoende vitamine K bevat, tenzij de inname van flessenvoeding laag (<500 ml per dag) is. Direct na de geboorte krijgen alle baby's eenmalig een orale dosis vitamine K. In 2017 heeft de Gezondheidsraad geadviseerd om over te stappen op een eenmalige intramusculaire vitamine K-injectie voor alle pasgeboren, omdat deze wijze van toediening een betere bescherming tegen hersenbloedingen zou geven. Dit advies ligt ter beoordeling bij de minister van VWS.

Naast deze formele adviezen zijn er zeker andere groepen en individuen voor wie vitaminesuppletie zinvol of zelfs nodig is, zoals topsporters, mensen die bepaalde geneesmiddelen gebruiken en mensen die een bariatrische ingreep hebben ondergaan. Voor deze laatste groep bestaan specifieke adviezen en preparaten. Voor topsporters is het gebruik van een multivitamine zinvol omdat ze soms vanwege hun hoge energie-inname een te lage micronutriëntinname hebben [5]. Het gebruik van specifieke geneesmiddelen en polyfarmacie (het gebruik van meerdere geneesmiddelen naast elkaar) zijn geassocieerd met tekorten aan vitamines, waaronder vitamine B_6, vitamine B_{12} en vitamine D [6]. Vooral ouderen vormen wat dit betreft een risicogroep. Indien daar aanleiding en een mogelijkheid toe bestaat, is het nuttig om een plasmaspiegel te bepalen.

2.5.4 Het toevoegen van vitamines aan voedingsproducten

Bij het toevoegen kan het gaan om restauratie, substitutie of verrijking. Bij restauratie worden de vitamines en mineralen die bij de productie en het bewaren van bijvoorbeeld kant-en-klaarmaaltijden verloren zijn gegaan, aangevuld tot het gehalte dat in de oorspronkelijke ingrediënten voorkomt. Bij substitutie gaat het om de samenstelling van een product dat een ander product vervangt, bijvoorbeeld vegetarische hamburgers. Hieraan mogen vitamines en mineralen toegevoegd worden tot het gehalte dat in het te vervangen product voorkomt. Bij verrijking worden er extra vitamines en mineralen toegevoegd, ongeacht of deze van nature al in het product voorkomen. Een bekend voorbeeld van een met vitamines verrijkt voedingsmiddel is margarine, waaraan van oudsher vitamine A en D worden toegevoegd. Voedsel wordt verrijkt om de voedingswaarde te verhogen, vanwege marketingoverwegingen of om een gezondheidsclaim te kunnen voeren. In tegenstelling tot bij voedingssupplementen is de levering van de toegevoegde stoffen niet het hoofddoel.

In de EU verordening (EG) 1925/2006 staan regels over de toevoeging van vitaminen en mineralen en bepaalde andere stoffen aan voedingsmiddelen. Deze verordening omvat ook lijsten met stoffen en de chemische vorm waarin ze mogen worden toegevoegd. De minimale en maximale gehaltes die gelden voor de vitaminen en mineralen, staan echter nog ter discussie. Ook de lijst van toegestane stoffen is nog niet definitief. Tot op dat moment geldt het nationale Warenwetbesluit Toevoeging microvoedingsstoffen aan levensmiddelen (1996). Volgens dit besluit moet een verrijkt product minimaal 15 % en maximaal 100 % van de aanbevolen dagelijkse hoeveelheid per dagportie bevatten. In tab. 2.1 staat deze lijst met vitamines en de gehanteerde ADH. Voor vitamine D geldt een hoeveelheid per gram product.

Tabel 2.1 Vitamines die mogen worden toegevoegd aan levensmiddelen volgens het Warenwetbesluit Toevoeging micro-voedingsstoffen aan levensmiddelen

Vitamine	ADH
vitamine A	800 μg
thiamine (vit B_1)	1,1 mg
riboflavine (vit B_2)	1,4 mg
niacine (vit B_3)	16 mg
pantotheenzuur (vit B_5)	6 mg
pyridoxine (vit B_6)	1,4 mg
biotine (vit B_8)	50 μg
vitamine B_{12}	2,5 μg
vitamine C	80 mg
vitamine E	12 mg
vitamine K	75 μg
vitamine D	0,075 μg per gram product

Vanaf 19 januari 2007 geldt tevens de nieuwe Warenwetregeling vrijstelling toevoeging foliumzuur en vitamine D. Volgens dit besluit mogen foliumzuur en vitamine D aan producten worden toegevoegd, zonder dat daarvoor ontheffing dient te worden aangevraagd bij het ministerie van VWS. De vrijstelling voor het toevoegen van vitamine D is gesteld op 4,5 μg/100 kcal. Voor lightproducten geldt dat ten hoogste de hoeveelheden vitamine D mogen worden toegevoegd als toegestaan aan de desbetreffende soortgelijke (volvette) waren. Voor 60-plussers is geregeld dat het vitamine D-gehalte in gele vetsmeersels minimaal 0,20 μg/gram en maximaal 0,25 μg/gram mag zijn. Op het etiket moet dan wel duidelijk vermeld worden dat het product bestemd is voor personen van 60 jaar en ouder.

Over de wenselijkheid van verrijking met foliumzuur is in het kader van de preventie van neuralebuisdefecten een rapport verschenen van de Gezondheidsraad [7]. Daarin wordt geadviseerd de verrijking te beperken tot producten die speciaal bedoeld zijn voor vrouwen met een zwangerschapswens. Het risico van blootstelling aan hoge doseringen foliumzuur (de synthetische vorm is pteroylglutaminezuur) is de maskering van een vitamine B_{12}-tekort en daarmee gepaard gaande mogelijke ongewenste effecten (neurotoxiciteit). Dit risico geldt met name voor ouderen en personen met een deficiënte vitamine B_{12}-status.

Op het etiket van een gevitamineerd product mag de vermelding 'met toegevoegde voedingsstoffen (vitamines en mineralen)' staan, aangevuld met 'tot het oorspronkelijke gehalte' bij restauratie en met 'tot het gehalte in het te vervangen product' bij substitutie. Dat er vitamines zijn toegevoegd moet in ieder geval blijken uit de ingrediëntenlijst (met afzonderlijke namen of onder de groepsnaam vitamines/mineralen). Bovendien moet een gevitamineerd product altijd informatie over de voedingswaarde bevatten, dus de hoeveelheid energie en het gehalte aan eiwitten, koolhydraten en vetten, eventueel aangevuld met het gehalte aan suikers, verzadigde vetzuren, voedingsvezel en natrium. Het gehalte aan toegevoegde microvoedingsstoffen (per 100 g of 100 ml in absolute hoeveelheden en in procent van de ADH) moet bij verrijking wel worden aangeduid, maar bij substitutie of restauratie hoeft dat niet per se. Een vermelding dat een product rijk is aan een bepaald vitamine mag alleen voorkomen op levensmiddelen waarin dat vitamine al van nature voorkomt. Verder mag een fabrikant niet suggereren dat men zonder gevitamineerde levensmiddelen niet genoeg vitamines en mineralen binnen zou krijgen.

2.6   Bloedwaardenonderzoek, deficiënties en toxiciteit

2.6.1   Bloedonderzoek naar vitaminestatus: algemene achtergrond

Verschillende ziekenhuis- of huisartsenlaboratoria bieden vitamineanalyses aan voor de huisarts, medisch specialist of diëtist. Afhankelijk van de lokale behoefte kan een laboratorium een bepaald pakket aan vitamines analyseren of zo nodig voor analyse opsturen naar een extern laboratorium. Vitamines kunnen gemeten worden in zogeheten volbloed (zoals vitamine B_6), in plasma (bijv. vitamine B_{12}) of serum (bijv. vitamine D). Afhankelijk van de aanwezige instrumenten en methoden zal elk klinisch-chemisch laboratorium hier zelf keuzes in maken. Ook zal elk laboratorium eigen referentiewaarden hanteren. De klinisch chemicus is als laboratoriumspecialist opgeleid om aanvragers te ondersteunen bij het maken van keuzes in bloedonderzoek, bij het interpreteren van de gegevens en bij het eventueel inzetten van vervolgonderzoek in geval van afwijkende bloedwaarden.

Van een aantal vitamines zijn inmiddels betrouwbare bloedmarkers geaccepteerd, die als indicator voor de vitaminestatus worden gebruikt. Helaas geldt dit niet voor alle vitamines.

In het ideale geval voldoet een bloedmarker aan een aantal voorwaarden:

– De bloedmarker is technisch-analytisch goed te meten.
– De concentraties van de bloedmarker hangen samen met klinische verschijnselen van deficiëntie of toxiciteit. Met andere woorden: er zijn duidelijke afkapwaarden voor een marker die een zinvolle betekenis aan de uitslag kunnen geven.
– De concentratie van de bloedmarker hangt samen met de inname uit voeding en supplementen. Met andere woorden: een onvolledig dieet of een uitgeputte lichaamsvoorraad van een vitamine moet leiden tot een daling van de bloedwaarde, en de concentratie moet weer stijgen na suppletie.
– De bloedmarker geeft een goede weergave van de middellangetermijn-inname van een vitamine uit de voeding. Met andere woorden: de bloedmarker is 'stabiel' en wordt niet (acuut) beïnvloed door het eten van één vitaminerijke maaltijd.
– De concentratie van de bloedmarker wordt niet verstoord door (patho)fysiologische processen, zoals ontsteking.

2.6.2 Overwegingen bij de interpretatie van bloedonderzoek naar vitamines

Er zijn diverse overwegingen die specifiek van belang zijn als bloedonderzoek naar vitamines wordt aangevraagd. Deze overwegingen hebben invloed op de keuze van het type bloedonderzoek, maar ook op de interpretatie van de uitslag. Hier worden enkele voorbeelden genoemd die onderstrepen dat het belangrijk is om te weten welke test wordt gebruikt voor het bepalen van vitamines in bloed.

Helaas is er niet voor elk vitamine een betrouwbare bloedmarker die inzicht geeft in de vitaminestatus, of komen vitamines soms in meerdere chemische vormen in het lichaam voor. De bloedwaarde van retinol zegt bijvoorbeeld erg weinig over de vitaminestatus en -voorraad, omdat het merendeel van de vitamine A in de lever wordt opgeslagen en bloedwaarden pas veranderen bij extreme deficiënties of extreme toxiciteit.

Vitamine B_6 kent in totaal zes chemische vormen, waarvan er één biologisch actief is: het pyridoxal-5-fosfaat (PLP). In veruit de meeste gevallen wordt het PLP bepaald in volbloed, en blijven de waarden van de andere vitamine B_6-analogen onbekend. Een soortgelijk fenomeen speelt bij foliumzuur; in feite spreekt men van foliumzuur over een familie van soortgelijke moleculen waarbij de lengte van de polyglutamaatketen kan variëren. Hoewel al deze moleculen biologisch actief zijn, worden ze niet door alle typen tests even goed gedetecteerd. Moderne ziekenhuislaboratoria werken grotendeels met geautomatiseerde 'auto-analyzers' waarbij veel analyses worden uitgevoerd met behulp van antilichamen. Bij foliumzuur is bekend dat de verschillende foliumzuurspecies met wisselende affiniteit binden aan de gebruikte antilichamen. De voorheen gebruikte microbiologische test om foliumzuur te bepalen kende dit probleem niet, maar was weer gevoelig voor het gebruik van antibiotica door de patiënt.

Referentiewaarden Laboratoria kunnen verschillende referentiewaarden voor vitamines hanteren. Dit kan te maken hebben met de in gebruik zijnde laboratoriumtest. Van bijvoorbeeld vitamine B_{12} is bekend dat er een variatie bestaat tussen verschillende laboratoriumtests die op de markt zijn in de klinische chemie. Met andere woorden: de gebruikte test heeft invloed op de gemeten bloedwaarde. Het is daarom van belang om te weten welke test wordt gebruikt door het laboratorium, en wat de referentiewaarden zijn. Ook is het van belang om te weten welke criteria zijn gebruikt voor de gehanteerde referentiewaarden. Voor bijvoorbeeld vitamine D zijn de onder- en bovengrens gebaseerd op wetenschappelijk onderzoek, waarbij de ondergrens is gebaseerd op de aanwezigheid van deficiëntieverschijnselen (hier: osteomalacie) en de bovengrens op de aanwezigheid van intoxicatieverschijnselen (hier: hypercalciëmie). In dit geval zijn de referentiewaarden gebaseerd op literatuur waarbij is vastgesteld dat men binnen deze grenzen geen deficiëntie of toxiciteit kan verwachten. Overigens kan het best voorkomen dat een bloedwaarde buiten deze grenswaarde valt, zonder dat dit direct een klinisch effect heeft. Voor andere vitamines, zoals B_6, zijn de referentiewaarden bepaald door het gemiddelde $\pm 2 \times$ de standaarddeviatie (SD) te nemen van een gezonde controlegroep. Deze manier van vaststellen van referentiewaarden is zwakker dan de vorige benadering, omdat niet duidelijk is wanneer klinische verschijnselen van deficiëntie of toxiciteit te verwachten zijn.

Afkapwaarde Tot slot is er soms onduidelijkheid over de afkapwaarde van deficientie. Dit speelt onder andere bij vitamine B_{12}. Naast de bovengenoemde methodeverschillen is er ook een groot 'grijs gebied' in de diagnose, waarbij aanvullende tests noodzakelijk zijn om meer zekerheid te krijgen over het al dan niet voorkomen van een vitamine B_{12}-deficiëntie. In het geval van een vitamine B_{12}-waarde in het grijze gebied wordt vaak ter aanvulling de methylmalonzuurwaarde (methylmalonic acid, MMA) bepaald. Bij een voldoende B_{12}-voorziening wordt MMA in het lichaam omgezet tot succinyl-CoA. Bij een deficiëntie van vitamine B_{12} op weefselniveau verloopt de omzetting van MMA langzamer, waardoor er hogere bloedwaarden van MMA worden aangetroffen. Een normale MMA-waarde maakt de kans op een vitamine B_{12}-deficiëntie klein. Een verhoogde MMA-waarde kan zijn veroorzaakt door een B_{12}-deficiëntie, maar kan ook onafhankelijk daarvan zijn veroorzaakt door een nierfunctiestoornis.

Concluderend is het dus belangrijk om te weten op welke wijze het laboratorium een aangevraagde bloedtest uitvoert, omdat elke test specifieke sterke en zwakke punten kent. Deze eigenschappen, gecombineerd met de gebruikte referentiewaarden zijn van invloed op de interpretatie van de bloedwaarde.

2.6.3   Bloedonderzoek in de praktijk: het vaststellen van deficiënties of intoxicatie

In de praktijk wordt vitamineonderzoek in bloed aangevraagd op het moment dat een deficiëntie of intoxicatie wordt vermoed. Een langdurig te lage inname van vitamines, maar ook het langdurig gebruik van bepaalde geneesmiddelen zal op termijn tot deficiëntie leiden. Met behulp van een bloedtest kan de diagnose dan meer zekerheid krijgen. Daarnaast helpt een bloedwaarde bij het bepalen van de oplaaddosis die nodig is om een tekort te corrigeren. Dit speelt onder andere bij vitamine D, waarvan bekend is dat de meest optimale oplaaddosering afhankelijk is van de uitgangswaarde in het bloed.

Een gebrek aan vitamines B_6, foliumzuur en/of vitamine B_{12} kan leiden tot bloedarmoede (anemie), vermoeidheid en neurologische klachten. Klachten zoals vermoeidheid kunnen door een veelheid aan factoren worden veroorzaakt, waarbij er naast vitaminegebrek nog tal van andere oorzaken zijn. Een bloedtest kan uitsluitsel geven of er een deficiëntie is, en zo ja van welke vitamine. Moderne laboratoria die in hoge mate geautomatiseerd zijn, werken met zogeheten 'reflexmetingen'. Hierbij wordt bij een afwijkende uitslag van een aangevraagde test automatisch een vervolgtest ingezet voor een andere parameter. Een zogenoemd 'anemieprotocol' begint bij het meten van het hemoglobinegehalte (Hb) in het bloed. Een verlaagd Hb-gehalte betekent dat er sprake is van anemie, wat weer veroorzaakt kan zijn door een (1) ijzertekort, (2) foliumzuurtekort, (3) vitamine B_{12}-tekort of (4) een combinatie van een tekort aan de genoemde micronutriënten. Vervolgonderzoek maakt uit waar het tekort zit. Op basis van de grootte van de erytrocyt kan men bij bloedarmoede onderscheid maken tussen een microcytaire anemie (gemiddelde grootte van de erytrocyt onder de referentiewaarde), een normocytaire anemie of een macrocytaire anemie (grootte van de erytrocyt boven de referentiewaarde). Een microcytaire anemie duidt op een ijzergebrek, terwijl een macrocytaire anemie duidt op een gebrek aan foliumzuur en/of vitamine B_{12}. Vervolgonderzoek naar ijzerstatus, foliumzuur en vitamine B_{12} geeft ten slotte uitsluitsel over de rol van vitamines. Naast deze zogeheten 'protocolmetingen' kunnen vitamines ook los aangevraagd worden op een aanvraag voor bloedonderzoek.

Naast deficiënties kunnen vitamines in hoge doseringen ook toxiciteit geven. Zoals eerder beschreven zijn toxische doseringen eigenlijk alleen te benaderen als men supplementen gebruikt. Een verhoogde vitaminewaarde in het bloed kan dan passen bij het klinisch beeld. Het is daarnaast ook belangrijk om een verband te kunnen leggen met de inname, aangezien toxiciteit vrijwel uitgesloten is bij inname uit alleen voeding. Het is mogelijk dat een verhoogde bloedwaarde wordt verklaard door supplementen met een extreme dosering. Daarnaast is in de literatuur ook bekend dat doseringsfouten kunnen leiden tot extreme bloedwaarden van vitamines. In incidentele gevallen kan er daarnaast sprake zijn van een aangeboren afwijking in het metabolisme van vitamines.

Literatuur

1. Gezondheidsraad. Voedingsnormen voor vitamines en mineralen voor volwassenen. 2018. Available from: https://www.gezondheidsraad.nl/documenten/adviezen/2018/09/18/gezondheidsraad-herziet-voedingsnormen-voor-volwassenen.
2. Gezondheidsraad. Kernadvies Voedingsnormen voor vitamines en mineralen voor volwassenen. 2018. Available from: https://www.gezondheidsraad.nl/binaries/gezondheidsraad/documenten/adviezen/2018/09/18/gezondheidsraad-herziet-voedingsnormen-voor-volwassenen/Kernadvies_Voedingsnormen+voor+vitamines+en+mineralen+voor+volwassenen+pro.pdf.
3. Witkamp RF, Van Norren K. Let thy food be thy medicine… when possible. Eur J Pharmacol. 2018;836:102–14.
4. Gezondheidsraad. Richtlijnen goede voeding 2015. Available from: https://www.gezondheidsraad.nl/documenten/adviezen/2015/11/04/richtlijnen-goede-voeding-2015.
5. Wardenaar F, Brinkmans N, Ceelen I, et al. Micronutrient intakes in 553 Dutch elite and sub-elite athletes: prevalence of low and high intakes in users and non-users of nutritional supplements. Nutrients. 2017;9(2):142.
6. Van Orten-Luiten ACB. Food-drug interactions in elderly. In: Raats MM, De Groot L, redactie. Food for the aging population. 2nd ed. Cambridge: Woodhead Publishing; 2016.
7. Gezondheidsraad. Naar een optimaal gebruik van foliumzuur. 2008 Available from: https://www.gezondheidsraad.nl/documenten/adviezen/2008/02/21/naar-een-optimaal-gebruik-van-foliumzuur.

Hoofdstuk 3
Chylothorax en het MCT-dieet

April 2020

M.G. Flotman-Brandt

Samenvatting Bij de aandoening chylothorax lekt er lymfevloeistof tussen de beide longvliezen: chyluslekkage. Deze lymfevloeistof vervoert langeketenvetzuren door het lichaam. Wanneer deze langeketenvetzuren in de voeding worden vervangen door middellangeketenvetzuren, vermindert de productie van chylusvocht. Middellangeketenvetzuren worden namelijk – in tegenstelling tot langeketenvetzuren – niet via de lymfebaan vervoerd. Tijdens dit zogenoemde MCT-dieet gebruikt de patiënt, meestal tijdelijk, speciale MCT-vetten en -oliën. De diëtist speelt een belangrijke rol in de begeleiding van de patiënt met dit dieet.

3.1 Inleiding

Bij de aandoening chylothorax lekt er lymfevloeistof tussen de beide longvliezen: chyluslekkage. Deze lymfevloeistof vervoert langeketenvetzuren door het lichaam. Wanneer deze langeketenvetzuren in de voeding worden vervangen door middellangeketenvetzuren, vermindert de productie van chylusvocht. Middellangeketenvetzuren worden namelijk – in tegenstelling tot langeketenvetzuren – niet via de lymfebaan vervoerd. Tijdens dit zogenoemde MCT-dieet gebruikt de patiënt, meestal tijdelijk, speciale MCT-vetten en -oliën. De diëtist speelt een belangrijke rol in de begeleiding van de patiënt met dit dieet.

Diëtist M.G. Flotman-Brandt (✉) Antoni van Leeuwenhoek, Amsterdam, Nederland

© Bohn Stafleu van Loghum is een imprint van Springer Media B.V., onderdeel van Springer Nature 2020
M. Former et al. (Red.), *Informatorium voor Voeding en Diëtetiek – Supplement 104 – april 2020*, https://doi.org/10.1007/978-90-368-2469-9_3

3.2 Chylothorax

Normaal worden de twee pleurabladen of longvliezen in de borstholte van elkaar gescheiden door een dun laagje vocht. Bij een chylothorax lekt er lymfevloeistof tussen de beide longvliezen; dit wordt chyluslekkage genoemd. Dit kan gebeuren bij een beschadiging van de ductus thoracicus (de verzamelbuis voor lymfe voor de borstwervelkolom), veroorzaakt door een tumor, lymfoom of door thoracale chirurgie, zoals een buismaagresectie, lobectomie of hoofd-halschirurgie. Lymfelekkage kan ook voorkomen in het abdomen en wordt dan chyleuze ascites genoemd. Lymfevloeistof bevat chylomicronen en triglyceriden; beide afbraakproducten van langeketenvetzuren.

Symptomen
Mogelijke symptomen van een chylothorax zijn kortademigheid en pijn op de borst.

Diagnostiek
De diagnose wordt gesteld op basis van een overmatige drainproductie van pleuravocht met een melkachtig uiterlijk en een verhoogd triglyceridengehalte (>100 mg/dl) of een verhoogd percentage chylomicronen (>4 %). De diagnose chyluslekkage kan worden bevestigd als na het stoppen van orale voeding of door zeer strenge beperking van langeketenvetzuren, het vocht helder wordt en de lekkage vermindert.

Behandeling
De conservatieve therapie bij chylothorax is het afzuigen van het chylusvocht door middel van een thoraxdrain (chylusdrainage) [1, 2], gecombineerd met het beperken en vervangen van langeketenvetzuren (LCT-vetten) in de voeding door middellangeketenvetzuren ofwel 'medium chain triglycerids' (MCT) of parenterale voeding. Indien de conservatieve therapie faalt, kan worden overgegaan tot chirurgisch ingrijpen [3] of behandeling met ocreotide (een synthetische vorm van het hormoon somastatine) [4].

3.3 Chylothorax en vetinname

Vetten bestaan voornamelijk uit triglyceriden. Een triglyceridenmolecuul (triacylglycerol) bestaat uit een glycerolmolecuul waaraan drie vetzuren zijn veresterd. Vetzuren kunnen van elkaar verschillen in onder andere de lengte (het aantal koolstofatomen). Er bestaan langeketenvetzuren (14–22 koolstofatomen), middellangeketenvetzuren (6–12 koolstofatomen) en korteketenvetzuren (2–4 koolstofatomen). In tab. 3.1 staat een aantal vetzuren weergegeven, met daarbij vermeld in welke producten ze voorkomen. Vetten in onze voeding bestaan voor het grootste deel uit LCT. Naast energie en essentiële vetzuren zijn ze een belangrijke leverancier van vetoplosbare vitamines.

Tabel 3.1   Enkele vetzuren, gerangschikt naar lengte. Bron: (www.sfk.online/) [5]

naam	komt voor in
langeketenvetzuren	
myristinezuur	vlees
palmitinezuur	frituurvet
arachidezuur (AA)	pinda's, aardnoten
oliezuur	kaas, vlees
linolzuur	dieetmargarine
eicosapentaeenzuur (EPA)	vis
middellangeketenvetzuren	
capronzuur	melkproducten
caprylzuur	kokosolie
caprinezuur	kokosolie
laurinezuur	kokosolie
korteketenvetzuren	
azijnzuur	azijn
boterzuur	boter

Metabolisme van vetten

LCT-vetten worden in de darm geëmulgeerd met behulp van galzure zouten en pancreaslipase. Hierna worden ze opgenomen in de darmwandcellen, waar ze worden verwerkt tot chylomicronen en via het lymfestelsel naar het bloed worden getransporteerd. Hierna vindt opslag of verbranding in de cellen plaats.

Een belangrijke eigenschap van MCT-vetten is dat het lymfesysteem niet wordt gebruikt bij de stofwisseling van deze vetten. In de dunne darm worden MCT-vetten namelijk direct door de enterocyten opgenomen en via het bloed vervoerd naar de lever, waar ze worden verwerkt tot chylomicronen.

Bij patiënten met een chylothorax is het noodzakelijk om de LCT-vetten in hun voeding zoveel mogelijk te beperken en te vervangen door MCT-vetten. Omdat MCT-vetten minder C-atomen bevatten, leveren ze iets minder energie dan de langere LCT-vetten: gemiddeld 8 kcal per gram in vergelijking met een gemiddelde van 9 kcal per gram LCT-vet. Ook zijn er aan MCT-vetten geen vetoplosbare vitamines gekoppeld en leveren ze geen essentiële vetzuren.

3.4   Chylothorax en MCT-dieet

Chylothorax is een indicatie om LCT-vetten zoveel mogelijk te beperken door een sterk vetbeperkt dieet en deels te vervangen door MCT-vetten. Dit wordt ook wel het 'MCT-dieet' genoemd. In de praktijk wordt het MCT-dieet bij chylothorax zelden langer dan drie à vier weken gegeven.

Onderbouwing
Het MCT-dieet is een adjuvante (aanvullende) therapie [6, 7]. Het dieet geneest
de chyluslekkage niet, maar doordat er minder LCT-vetten worden aangeboden,
vermindert de productie van chylusvocht [8, 9]. De wetenschappelijke onderbouwing hiervoor is nog onvoldoende, maar zowel het Nederlands Genootschap
van Maag-Darm-Leverartsen [10] als de Nederlandse Vereniging van Artsen voor
Longziekten en Tuberculose (NVALT) [6], het Integraal Kankercentrum (IKC) en
de Landelijke Werkgroep Hoofd-Halstumoren [11] adviseren het MCT-dieet bij
chylothorax. De MCT-vetten leveren de energie die nodig is om te voorkomen dat
er ondervoeding ontstaat [12]. Chylusvocht bestaat per 100 ml uit 0,4–6,0 gram
eiwit en 2,2–5,9 gram vet (zowel chylomicronen als triglyceriden) en daarnaast uit
natrium, kalium, chloor en fosfaat.

Duur van het dieet
Er is geen wetenschappelijke onderbouwing voor het moment waarop gestopt kan
worden met het MCT-dieet. Dit is altijd ter beoordeling van de behandelend arts
en de diëtist. De aanbeveling is om na een week van chylusdrainage en MCT-dieet
te evalueren en zo nodig het beleid bij te stellen indien de behandeling niet het
gewenste resultaat heeft [6, 10, 11]. Indien het MCT-dieet, eventueel aangevuld
met een vetarme, semi-elementaire enterale voeding, onvoldoende effectief blijkt,
kan parenterale voeding en niets per os worden overwogen om de lymfeflow maximaal te beperken [6, 8, 9, 13]. Er kan normale parenterale voeding gegeven worden. De vetten hierin zijn namelijk fosfolipiden die via de bloedbaan toegediend
worden en dus buiten het lymfesysteem verwerkt worden.

3.4.1 Dieetkenmerken

Bij het MCT-dieet worden de volgende dieetkenmerken als richtlijn aangehouden:

– energieverrijkt: 30–40 % toeslag op rustmetabolisme in verband met het verlies
  van voedingsstoffen via de chyluslekkage;
– eiwitverrijkt gezien chylusvocht 4–60 gram eiwit per liter kan bevatten;
  1,5 gram eiwit per kg lichaamsgewicht (of 1,9 gram/kg VVM) [14];
– vet minstens 20–25 energieprocent, zoveel mogelijk bestaande uit MCT-vetten
  in de vorm van MCT-olie, MCT-margarine of MCT-emulsie. LCT-vet moet
  zoveel mogelijk beperkt worden door het gebruik van vetarme producten (tab. 3.2). Alle zichtbare vetten in de voeding worden vervangen door
  MCT-vetten;
– koolhydraten 50–60 energieprocent;
– suppletie van vitamine D. MCT-vetten zijn wateroplosbaar en leveren geen
  vetoplosbare vitamines (A, D, E, K). Als het dieet niet langer dan drie à vier
  weken gevolgd wordt, lijkt het voldoende om alleen vitamine D te suppleren
  volgens de algemene aanbevelingen voor risicogroepen (voedingsnormen van
  de Gezondheidsraad).

Tabel 3.2   Aan en af te raden voedingsmiddelen bij het MCT-dieet

aan te raden	af te raden
mager vlees, vis en gevogelte zonder vel	vet vlees, vette vis en gevogelte met vel
wit van het ei	eidooier
ontvette jus, sauzen met < 10 % olie	smeltjus, vette jus, sauzen met > 10 % olie
gekookte aardappelen, rijst, pasta en peulvruchten	patat, gebakken aardappelen, gebakken rijst
gekookte groenten (vers, uit blik, pot, glas of diepvries), rauwe groenten	groenten bereid met een melksausje, 'gewone' boter of margarine, diepvriesgroenten à la crème, rauwe groenten met olie of slasaus
alle soorten fruit	avocado, passievrucht, kokosnoot
biscuits en koeksoorten die maximaal 1 gram vet per stuk bevatten	biscuits en koeksoorten die meer dan 1 gram vet per stuk bevatten
zoete versnaperingen, zoals drop, hartjes, kauwgom, noga, meringue, pepermunt, schuimpjes, spekjes, toffees, marshmallows, waterborstplaat, winegums, zuurtjes en vruchtensnoepjes	bonbons, candybars (bijv. Mars, Snickers, Twix), chocolade, kokos, marsepein, roomboterborstplaat
hartige versnaperingen, zoals Japanse zoutjes zonder nootjes, zoute stokjes, zoute biscuits, rijstwafel en popcorn	chips, noten(mixen), borrelnootjes, pinda's, kaaskoekjes, kroepoek, worstenbroodje, hamburgers, saucijzenbroodjes, kant-en-klaarsalades, gefrituurde producten

Vocht en elektrolyten

Indien de patiënt bij chylusdrainage grote hoeveelheden vocht verliest, wordt geadviseerd extra vocht en elektrolyten toe te dienen in de vorm van orale rehydratiezouten [15].

Essentiële vetzuren

MCT-vetten leveren geen essentiële vetzuren. Omdat dat langeketenvetzuren zijn en ze dus ongewenste chylusproductie kunnen stimuleren, zal geaccepteerd moeten worden dat er tijdelijk geen essentiële vetzuren in de voeding worden aangeboden. Indien het dieet langer dan zes weken gevolgd moet worden, kan in overleg met de arts aanvulling met circa 5 ml walnoten-, lijnzaad-, zonnebloem- of maïsolie overwogen worden. In de praktijk wordt het MCT-dieet bij chylothorax zelden langer dan drie à vier weken gegeven en lijkt deze suppletie dus vrijwel nooit nodig (tab. 3.2).

Bereiden met MCT-vetten

MCT-vetten zijn niet goed bestand tegen hoge temperaturen: het vet kan in de pan snel gaan roken en bij verhitting boven de 150 °C bestaat de kans op verdamping van het MCT-vet. Ook kan de vlam snel in de pan slaan [16].

Bewaren van MCT-vetten

MCT-vetten en -oliën en MCT-rijke producten moeten koel en droog bewaard worden, anders kunnen ze gaan schiften. Eenmaal geopend zijn MCT-producten in de koelkast maximaal vier weken houdbaar.

Verkrijgbaarheid MCT-vetten

MCT-vetten en andere MCT-producten zijn verkrijgbaar bij onder andere Kopra Trading in Venray (www.kopra-trading.com), de MCT-dieetshop (www.mctdieetshop.com) en Nutricia Nederland B.V. (www.nutricia.nl). In verband met de lage incidentie van chylothorax wordt dit dieet weinig voorgeschreven, waardoor oplettendheid geboden is ten aanzien van de verkrijgbaarheid en houdbaarheid van MCT-rijke producten.

3.4.2 Acceptatie van het dieet

In het begin zal de patiënt aan de smaak van het MCT-dieet moeten wennen. Ook kunnen bij aanvang van het dieet oprispingen, een opgeblazen gevoel, misselijkheid of diarree voorkomen. Deze klachten verdwijnen na een aantal dagen. Om deze reden is het goed te beginnen met een kleine hoeveelheid MCT-vet en dit langzaam uit te breiden.

Maag-darmproblemen als gevolg van het MCT-dieet kunnen worden beperkt door de MCT-vetten goed over de dag te verspreiden, bij voorkeur in onverhitte vorm (als broodsmeersel of een klontje in de warme maaltijd). De ervaring leert dat 40 à 50 gram MCT-vet per dag dan goed wordt verdragen.

Naast de smaak en mogelijke maag-darmproblemen, kan het voor de patiënt lastig zijn dat de voeding zoveel mogelijk zelf bereid moet worden. Kant-en-klaarproducten passen immers niet in het MCT-dieet (tab. 3.2).

3.5 Rol van de diëtist

De diëtist in de instelling zal op indicatie van de behandelend arts een MCT-dieet starten en heeft een belangrijke rol in het motiveren van de patiënt. De diëtist bewaakt de voedingstoestand en bepaalt in overleg met de arts de duur van het dieet.

MCT-vetten zijn een goede tijdelijke vetleverancier bij chylothorax en chyluslekkage in het abdomen. De diëtist informeert de patiënt over het bereiden van voeding met MCT-vetten, het bewaren ervan en de verkrijgbaarheid. Sommige producten komen in aanmerking voor een vergoeding vanuit de zorgverzekering.

Bij het MCT-verrijkt dieet dient het verzorgend personeel (verpleging en voedingsassistenten) goed geïnstrueerd te worden over het dieet en het bestellen, bereiden en bewaren van MCT-rijke producten. Ook het personeel in de keuken zal deze instructie moeten krijgen van de diëtist.

Literatuur

1. Gregor RT. Management of chyle fistulization in association with neck dissection. Otolaryngol Head Neck Surg. 2000;122(3):434–9.
2. Marts BC, Naunheim KS, Fiore AC, Pennington DG. Conservative versus surgical management of chylothorax. Am J Surg. 1992;164:532–4.
3. Vermeulen WB, Kröger R, Van Mourik JC, et al. Percutane embolisatie van de ductus thoracicus bij persisterende ernstige chyluslekkage. Ned Tijdschr KNO-heelk. 2004;10(3):177–9.
4. Mincher L, Evans J, Jenner MW, Varney VA. The successful treatment of chylous effusions in malignant disease with octreotide. Clin Oncol. 2005;17(2):118–21.
5. Souci-Fachman-Kraut Datenbank: https://www.sfk.online/, editie 2016.
6. Nederlandse Vereniging van Artsen voor Longziekten en Tuberculose (NVALT). Richtlijn Niet-maligne pleuravocht. Alphen aan den Rijn: Van Zuiden Communications B.V., 2006.
7. Cope C. Diagnosis and treatment of postoperative chyle leakage via percutaneous transabdominal catheterization of the cisterna chyli: a preliminary study. J Vasc Interv Radiol. 1998;9(5):727–34.
8. Jensen GL, Mascioli EA, Meyer LP, et al. Dietary modification of chyle composition in chylothorax. Gastroenterol. 1989;97(3):761–5.
9. De Gier HH, Balm AJ, Bruning PF, et al. Systematic approach to the treatment of chylous leakage after neck dissection. Head Neck. 1996;18(4):347–51.
10. Landelijke Werkgroep Diëtisten Oncologie (LWDO) van Nederlands Genootschap van Maag-Darm-Leverartsen. Landelijke richtlijn Chyluslekkage. Utrecht: Federatie Medisch Specialisten; 2005.
11. Landelijke werkgroep Hoofd-Halstumoren. Richtlijn hypofarynxcarcinoom. Utrecht: CBO; 2010.
12. Bonavina L, Saino G, Bona D, et al. Thoracoscopic management of chylothorax complicating esophagectomy. J Laparoendosc Adv Surg Tech A. 2001;11(6):367–9.
13. Vogel J, Beijer S, Delsink, P, et al. Handboek Voeding bij kanker. 2^e druk. Utrecht: De Tijdstroom; 2016.
14. Parrish CR, McCray S. When chyle leaks. Nutrition management options. Pract Gastroenterol. 2004;28(5):60–76.
15. Landelijke Werkgroep Diëtisten Oncologie (LWDO). Landelijke richtlijn Algemene voedings- en dieetbehandeling. Versie: 3.0. Oncoline, 2017.
16. Overleg Diëtisten Academische Ziekenhuizen (KODAZ), Metabool Overleg Diëtisten Academische Ziekenhuizen (MODAZ) in samenwerking met Nutricia. MCT-kookboek. Zoetermeer: Nutricia Nederland B.V., 2006. Te downloaden via: www.nutricia.nl.

Hoofdstuk 4
Voeding bij de ziekte van Huntington

April 2020

M.A.J. van der Laak en S.J. Maessen

Samenvatting De ziekte van Huntington is een autosomaal neurodegeneratieve aandoening die leidt tot atrofie in de basale ganglia en in de cortex. Dit heeft bewegingsstoornissen en mentale stoornissen tot gevolg. De chorea (onwillekeurige bewegingen) is het meest voorkomende en meest opvallende kenmerk. De energiebehoefte kan bij Huntington-patiënten oplopen tot wel 3.000–3.500 kcal per dag, met uitschieters daarboven. Motorische beperkingen, slikstoornissen, stoornissen in het cognitief functioneren en persoonlijkheidsveranderingen kunnen leiden tot beperkingen in het voedingsgedrag. Naast ongewenst gewichtsverlies kunnen obstipatie en braken voedingsproblemen veroorzaken. Wanneer de slikfunctie ernstig verminderd is of als de patiënt met orale voeding niet in zijn voedingsbehoefte kan voorzien, kan kunstmatige toediening van voeding een oplossing zijn. Hierbij moeten de ethische aspecten goed overwogen worden.

4.1 Inleiding

De Amerikaanse huisarts George Huntington beschreef in 1872 als eerste deze naar hem vernoemde ziekte. In zijn praktijk had hij patiënten die in ernstige mate onwillekeurige bewegingen vertoonden en deze ziekte bovendien doorgaven aan hun kinderen. Huntington sprak in zijn beschrijving over 'chorea', dat van het Griekse woord 'chorein' (dansen) is afgeleid. De manier van bewegen tijdens het lopen van Huntington-patiënten lijkt inderdaad, met enige fantasie, op dansen. De

M.A.J. van der Laak (✉)
Apeldoorn, Nederland

S.J. Maessen Weert, Nederland

© Bohn Stafleu van Loghum is een imprint van Springer Media B.V., onderdeel van Springer Nature 2020
M. Former et al. (Red.), *Informatorium voor Voeding en Diëtetiek – Supplement 104 – april 2020*, https://doi.org/10.1007/978-90-368-2469-9_4

oude benaming van de aandoening, 'chorea van Huntington', is inmiddels vervangen door 'de ziekte van Huntington' of 'Huntington's disease', omdat de ziekte veel meer omvat dan alleen de chorea.

4.2 Anatomie en etiologie

De ziekte van Huntington is een neurologische ziekte [1, 2]. Het is een autosomaal dominante neurodegeneratieve aandoening, een ziekte waarvan de oorzaak dus gelegen is in de samenstelling van de eigen chromosomen, die erfelijk dominant is en het zenuwstelsel aantast. Het afwijkende gen (IT15 ofwel huntingtine) – in 1993 geïdentificeerd – is gelokaliseerd op de korte arm van chromosoom 4. De afwijking van het gen wordt veroorzaakt door het meer dan normale aantal herhalingen van het cytosine-adenine-guamine (CAG-)trinucleotide. Normaal is het aantal CAG-herhalingen minder dan 29. Als er meer dan 39 herhalingen zijn, is er sprake van de ziekte van Huntington. Bij 27 tot 39 herhalingen is er sprake van een grijs gebied [3]. Dit grijze gebied wordt opgesplitst in het intermediaire-genengebied bij 27 tot 35 herhalingen en het gereduceerde-penetrantiegebied bij 36 tot 39 herhalingen. Wanneer iemand 27 tot 35 herhalingen heeft, krijgt deze persoon geen Huntington, maar kan het gen in daaropvolgende generaties oplopen waardoor het bij nakomelingen alsnog de ziekte veroorzaakt. Bij 36 tot 39 herhalingen zullen sommige mensen wel symptomen van de ziekte krijgen en anderen niet. Het is niet mogelijk om te voorspellen of iemand de ziekte zal ontwikkelen. Als de ziekte zich wel ontwikkelt, is dat vaak op latere leeftijd en zijn de symptomen over het algemeen minder ernstig.

De ziekte van Huntington wordt autosomaal dominant overgeërfd en komt dus zowel bij mannen als vrouwen voor. Elk kind van een ouder met deze aandoening heeft 50 % kans op ontwikkeling van de ziekte. Dikwijls vertoont de ouder bij de geboorte van de kinderen nog geen enkel symptoom van de ziekte, maar kan hij of zij de ziekte al wel overdragen op het kind.

Het afwijkende eiwit, het huntingtine, is verantwoordelijk voor atrofie van hersencellen, voornamelijk in de basale ganglia en in de cortex. De basale ganglia zijn knooppunten van zenuwlichamen die functioneren als regelcentra waarin allerlei bewegingen van verschillende spieren op elkaar worden afgestemd, waardoor deze bewegingen vloeiend verlopen.

Het gemiddelde gewicht van de hersenen van een patiënt met de ziekte van Huntington ligt 200 tot 300 gram lager dan normaal. De ziekte kan leiden tot een uiteindelijke vermindering van het hersengewicht met 30 %. De beschadiging van de hersenen manifesteert zich vooral door onwillekeurige bewegingen (chorea), gedrags- en karakterveranderingen en cognitieve achteruitgang (dementie). Er wordt momenteel onderzoek gedaan naar triheptanoin als voedingssupplement. Het doel van dit onderzoek is om energiedeficiëntie in de hersenen te behandelen door het metabolisme in de hersenen te verbeteren.

4.3   Prevalentie

In de meeste westerse landen en Noord-Amerika komt de ziekte van Huntington naar schatting voor bij zeven tot tien mensen per 100.000 inwoners. In Nederland zijn er naar schatting 1.700 patiënten. Circa 6.000 tot 9.000 mensen zijn drager van de ziekte [4].

4.4   Diagnostiek

De klinische diagnose van de ziekte van Huntington is te stellen op basis van de familiegeschiedenis en de presentatie van de klinische verschijnselen, met name bewegingsstoornissen die moeilijk anders te verklaren zijn. De diagnose wordt bevestigd door genetisch onderzoek. Dit kan middels DNA-onderzoek, maar ook door de zogeheten presymptomatische diagnostiek: personen die vermoeden drager te zijn van de aandoening, maar zelf niet ziek zijn en geen verschijnselen vertonen, kunnen om een voorspellende DNA-test vragen. Prenatale diagnostiek door middel van de vlokkentest is mogelijk in de negende of tiende week van de zwangerschap. Pre-implantatie Genetische Diagnostiek is eveneens mogelijk: de via reageerbuisbevruchting bevruchte eicel kan worden onderzocht op het genetisch effect.

Een andere mogelijkheid is de prenatale exclusietest. Bij deze test wordt gebruikgemaakt van genetisch materiaal van de grootouders. Op deze manier wordt het recht van de ouder om niet te weten of hij/zij drager is, gerespecteerd. Het ethische vraagstuk hierbij is dat er, als het ongeboren kind chromosomen van de zieke grootouder heeft, er een abortus wordt uitgevoerd op een kind dat 50 % kans heeft om de ziekte niet te hebben.

4.5   Ziektebeeld

Zestig procent van de patiënten met de ziekte van Huntington ontwikkelt de symptomen tussen hun 35ste en 45ste levensjaar, maar de spreiding ligt tussen de 2 en 80 jaar. Bij 5–10 % van de patiënten treden symptomen al voor het 20ste levensjaar op. In dat geval spreekt men van de juveniele vorm of de Westphal-variant. Bij ongeveer 10 % van de patiënten treden de symptomen pas na het 60ste jaar op. De overlevingsduur na het stellen van de diagnose is gemiddeld 15–20 jaar, met een spreiding van 2–45 jaar [1]. De progressie van de ziekte wordt verdeeld in vijf stadia (kader 1).

Hoewel patiënten tijdens het verloop van de ziekte een gemengd patroon van bewegingsstoornissen en mentale stoornissen hebben, is chorea het meest voorkomende en opvallendste kenmerk [1]. De juveniele vorm kenmerkt zich echter door rigiditeit, bewegingsarmoede, epilepsie en myoclonus (samentrekking van spieren of spiergroepen waardoor een onwillekeurige beweging ontstaat, anders dan chorea). Andere belangrijke neurologische verschijnselen bij de juveniele vorm zijn dysartrie, dysfagie, cerebellaire afwijkingen, gedragsveranderingen en snelle mentale achteruitgang [1].

Kader 1 Verschillende fasen van de ziekte van Huntington
De vijf ziektefasen volgens Shoulson en Fahn (1989) [5], inclusief fase 0 door Vervoort en Van Zuuren (2009) [6]:

1. Presymptomatisch onderzoek heeft uitgewezen dat iemand gendrager is en dat de ziekte zich zal ontwikkelen. De ontwikkeling of het voorkomen van/zichtbaar worden van preklinische symptomen.
2. *Vroeg stadium*: de klinische diagnose is gesteld op grond van symptomen, maar de patiënt blijft volledig functioneren in werk en gezin.
3. *Vroeg tussenstadium*: de patiënt blijft functioneren op lager niveau en kan dagelijkse bezigheden verrichten ondanks onhandigheid.
4. *Laat tussenstadium*: de patiënt is niet meer in staat tot werken; dagelijkse activiteiten worden met moeite uitgevoerd en vereisen hulp.
5. *Vroeg gevorderd stadium*: de patiënt heeft hulp nodig in het dagelijks leven, maar kan thuis blijven met hulp van gezinsleden, thuiszorg en/of gespecialiseerde dagbehandeling.
6. *Gevorderd stadium*: de patiënt heeft volledige hulp nodig in het dagelijks leven. In de praktijk betekent dit vaak opname in een (gespecialiseerd) verpleeghuis.

4.5.1 Bewegingsstoornissen

Choreatische bewegingen zijn snelle, hoekige, herhaalde bewegingen die onwillekeurig, dus tegen de wil van de patiënt, optreden. Aanvankelijk zijn ze niet heel erg opvallend, bijvoorbeeld aan het gelaat of de handen. Later worden het grove doelloze bewegingen over het hele lichaam.

De chorea neemt toe als de patiënt een beweging moet uitvoeren en bij vermoeidheid, opwinding of nervositeit, en neemt af bij ontspanning en tijdens de slaap. De chorea bemoeilijkt allerlei dagelijkse handelingen: lopen, schrijven, kleden, eten en drinken, slikken en spreken. Later in het ziekteverloop vermindert de chorea weer en worden de patiënten juist heel bewegingsarm [1].

4.5.2 Psychische stoornissen

Persoonlijkheidsveranderingen zijn een ander, soms minder opvallend kenmerk van de ziekte van Huntington. Van de patiënten heeft 30 %, meestal niet onderkende, cognitieve veranderingen als eerste presentatie van de ziekte. De persoonlijkheidsveranderingen beginnen vaak met snellere irritatie, impulsief gedrag, afgewisseld met passiviteit. Het planningsvermogen vermindert, de prestaties op het werk of in het huishouden nemen af. Soms ontstaan veeleisend en dwangmatig gedrag, verlies van interesse, onzekerheid en een afwijzende opstelling. Soms ook treden seksuele ontremming en decorumverlies op. Er kan zelfs sprake zijn van psychopathische karaktertrekken met ernstige agressiviteit en criminaliteit. Ook psychotische perioden met wanen en hallucinaties komen voor. De meest voorkomende stoornis is depressie, hoewel deze niet altijd herkend – en dus niet behandeld – wordt.

4.5.3 Cognitieve stoornissen

De mate van cognitieve achteruitgang verschilt per patiënt. Er zijn forse aandachts- en concentratiestoornissen met een trage informatieverwerking. Abstract denken, plannen, coördineren, probleemoplossend denken en verbanden leggen verminderen. Het richting- en ruimtegevoel raken verstoord. De communicatie neemt af door de dysartrie, vertraging in de gedachtegang en vermindering van het taalgebruik en het kleiner worden van de woordenschat. Uiteindelijk ontstaat er een vorm van dementie. Deze treedt meestal op in de latere fasen van de ziekte, maar kan door de spraakproblemen moeilijk te beoordelen zijn [1].

4.6 Behandeling

Genezing is (nog) niet mogelijk. Er lopen momenteel verschillende onderzoeken naar medicatie om de ziekte te vertragen of stop te zetten [4]. De huidige behandeling richt zich op bestrijding van de symptomen en het bereiken van een zo hoog mogelijke kwaliteit van leven. Er zijn verschillende soorten medicatie die met regelmaat ingezet worden, gericht op de specifieke symptomen (o.a. chorea), zoals tetrabenazine en antipsychotica, en ook antidepressiva worden veelvuldig voorgeschreven.

Behandeling in een gespecialiseerde multidisciplinaire (poli)kliniek verdient de voorkeur, maar ondersteuning door professionals in de directe omgeving van de patiënt blijft ook van groot belang. Gezien de vele verschillende symptomen van de ziekte worden tal van disciplines bij de behandeling en begeleiding betrokken: neurologen, psychiaters, genetici, huisartsen, specialisten ouderengeneeskunde, tandartsen/mondhygiënisten, fysiotherapeuten, psychologen, ergotherapeuten, logopedisten, diëtisten en maatschappelijk werkers [7].

4.7 Voedingsinterventie/-advies

Voeding heeft op geen enkele manier invloed op het krijgen van de ziekte. Er zijn wel aanwijzingen dat een actieve leefstijl en een 'gezonde' BMI het manifest worden van de ziekte kan uitstellen [8, 9]. Voeding speelt ook een belangrijke rol bij de zorg voor mensen met de ziekte van Huntington (tab. 4.1).

Het European Huntington's Disease Network (EHDN) heeft een Europese voedingsrichtlijn voor mensen met de ziekte van Huntington ontwikkeld [10]. Op basis van de Europese voedingsrichtlijn is een Nederlandse richtlijn geschreven [11].

Tabel 4.1 Beperkingen in het voedingsgedrag bij de ziekte van Huntington

onderdeel van het voedingsgedrag	beperkingen bij de Huntington-patiënt
verkrijgen van voedsel	– het opzetten en uitvoeren van een inkoopplan (boodschappenlijst) is verstoord door de cognitieve achteruitgang – inkopen doen wordt verstoord door chorea (lopen, inpakken, afrekenen, tillen, vervoer) – inkopen doen wordt verstoord door beperkte communicatiemogelijkheden (niet verstaanbaar kunnen maken) of door schaamtegevoel – inkopen worden beperkt door financiële problemen t.g.v. verminderde inkomsten (uitkering), slecht kunnen plannen en geen overzicht meer hebben
bereiden van voedsel	– bewerken van voedsel wordt beperkt door chorea – planmatige bereiding wordt verstoord doordat de volgorde onvoldoende logisch bepaald wordt
inname van voedsel	– chorea (transporteren van voedsel naar de mond) – onjuiste bereiding – vergeten te eten
kauwen en slikken (dysfagie) van voedsel	– slechte gebitstoestand – onvoldoende coördinatie van tong-, kaak- en mondbodemspieren – voedsel is onvoldoende gekauwd – slikreactie komt niet op gang – ongecontroleerde slikbeweging – onvoldoende krachtige slikbeweging – 'schrokkerig' eetgedrag

4.7.1   Energie

De energiebehoefte van Huntington-patiënten kan oplopen tot wel 3.000 tot 3.500 kcal per dag, met zeldzame uitschieters tot 5.000 kcal per dag [1, 12]. Deze hoge energiebehoefte wordt slechts gedeeltelijk verklaard door de onwillekeurige bewegingen. Er zijn namelijk patiënten met de jeugdvorm van de ziekte, waarbij spierstijfheid op de voorgrond staat, die toch een verhoogde energiebehoefte hebben. Waarschijnlijk spelen ook metabole oorzaken een rol bij de verhoogde behoefte aan energie.

Inmiddels is bekend dat er een verband bestaat tussen het aantal CAG-herhalingen op het Huntington-gen en de verhoogde energiebehoefte [13]. Ook komen er uit wetenschappelijk onderzoek steeds meer aanwijzingen dat het gen sympathische hyperactiviteit tot gevolg heeft [14, 15].

4.7.1.1   Ongewenst gewichtsverlies

Patiënten met de ziekte van Huntington hebben door de sterk verhoogde energie-behoefte en de ernstige kauw- en slikproblemen een verhoogd risico op ongewenst gewichtsverlies en ondervoeding. Momenteel is nog niet bekend wat het meest geschikte screeningsinstrument is om dit risico op ondervoeding vast te stellen. Afhankelijk van leeftijd en woonomgeving van de patiënt kan men gebruikmaken van de SNAQ, MUST, SNAQ RC, SNAQ65+ of BMI in combinatie met mate van gewichtsverlies [16]. Om ongewenst gewichtsverlies te voorkomen is in ieder geval regelmatige evaluatie van het gewicht van de patiënt noodzakelijk.

Er bestaat tot nu toe geen formule om de energiebehoefte van Huntington-patiënten vast te stellen of te schatten. Als uitgangspunt bij het bere-kenen van de energiebehoefte kan men de formule van Harris-Benedict inzetten, in combinatie met de body mass index (BMI) of 25–35 kcal per kg lichaamsgewicht [10]. Sommige onderzoekers menen dat de energiebehoefte 10 % hoger ligt dan berekend met de formule van Harris-Benedict [17, 18]. Regelmatige gewichtseva-luatie moet aantonen of de energie-inname voldoende is of verder moet worden aangepast.

In de praktijk probeert men bij een patiënt met de ziekte van Huntington een BMI te bereiken die ten minste midden in het 'gezonde gebied' ligt, en in ieder geval ruim boven de ondergrens. Men streeft dus naar een BMI van minstens 24–25 bij personen ouder dan 65 jaar en naar een BMI van minstens 23 bij mensen jonger dan 65 jaar [10]. Gewichtsverlies ligt immers op de loer en komt in het ver-dere verloop van de ziekte vaak voor. Het (weer) bereiken van een gezond gewicht lijkt soms de alertheid en respons te verhogen en de chorea te verminderen [1].

De energiebehoefte verandert tijdens het verloop van het ziekteproces. In het begin van de ziekte is de energiebehoefte vaak nog normaal of licht verhoogd [19]. De energiebehoefte stijgt naarmate de onwillekeurige bewegingen toenemen. In het laatste stadium, wanneer de onwillekeurige bewegingen afnemen, daalt de energiebehoefte vaak weer.

4.7.1.2 Voedingsadviezen bij ongewenst gewichtsverlies

De behandeling van ongewenst gewichtsverlies en ondervoeding wijkt bij deze groep patiënten niet af van wat in het algemeen gebruikelijk is (zie IVD, Kruizenga, *Screenen op ondervoeding bij volwassenen* 2016). Om bij een sterk verhoogde energiebehoefte het volume van de voeding enigzins te beperken, wordt vaak gebruikgemaakt van verschillende soorten energieverrijkte drinkvoedingen en andere energieverrijkte producten.

Een dagvoeding van 3.500 kcal per dag of (aanzienlijk) meer kan desalniettemin een behoorlijke belasting zijn, ondanks het feit dat de meeste patiënten een goede eetlust hebben. Hiervoor zijn diverse redenen. Eten is voor hen een noodzaak om gewichtsverlies tegen te gaan in plaats van een vrijblijvende prettige, sociale bezigheid. Dit kan hun het gevoel geven de hele dag met eten bezig te zijn. Ook kan er angst voor verslikken bestaan en een gemalen of vloeibare voeding biedt vaak weinig variatie. De chorea maakt het zelf eten lastig: patiënten morsen vaak of moeten worden geholpen met eten. Dit kan gevoelens van schaamte opwekken. Door de onwillekeurige bewegingen en de dysfagie kost het eten bovendien veel tijd.

4.7.1.3 Overgewicht

De aandacht is vaak zo sterk gericht op de verhoogde energiebehoefte en de daarmee gepaard gaande ondervoeding, dat overgewicht bij deze groep patiënten weinig aandacht krijgt. Hoewel er geen cijfers bekend zijn, blijkt uit de praktijk dat ook overgewicht regelmatig voorkomt. Daarvoor zijn verschillende oorzaken aan te wijzen: medicatie, apathie, ontremd (eet)gedrag, vermoeidheid en daardoor te weinig lichaamsbeweging, druk vanuit de familie/directe omgeving om 'goed' te eten, verblijf in een omgeving die sterk op eten is gericht.

Als het overgewicht stabiel is en de cliënt zelf niet aangeeft te willen afvallen, wordt niet overgegaan tot gewichtsvermindering, maar richt men zich op gewichtsbehoud. Als de cliënt complicaties krijgt van het overgewicht (hypertensie, diabetes) kan men proberen het overgewicht terug te dringen met behulp van een energiebeperkt dieet.

4.7.2 Eiwit, vitamines en mineralen en vocht

De behoefte aan eiwit, vitamines en mineralen wijkt niet af van de algemene aanbevolen dagelijkse hoeveelheden [10]. Door de hoge energie-inname en veelal goede eetlust zullen er niet gauw tekorten aan deze stoffen ontstaan. In een later stadium van de ziekte en/of bij ernstige dysfagie bestaat de kans op tekorten wel. Door de inzet van energieverrijkte drinkvoeding wordt ook de inname van eiwit, vitamines en mineralen hoger.

Extra aandacht wordt besteed een adequate inname van calcium en vitamine D. Door de chorea is er een verhoogd valrisico met kans op botfracturen.

De behoefte aan vocht wijkt niet af van de aanbevolen dagelijkse hoeveelheid. Wel moet rekening worden gehouden met het feit dat niet al het aangeboden vocht wordt ingenomen (o.a. chorea met als gevolg morsen) of met een hogere behoefte door overmatig transpireren en (soms aanzienlijk) speekselverlies vanwege een verminderde mondmotoriek [10].

4.7.3 Alternatieve voeding

Er is bij de ziekte van Huntington voor zover bekend geen sprake van alternatieve voedings- en/of geneeswijzen die op grote schaal worden toegepast. Sommige patiënten wenden zich tot een alternatieve genezer in verband met hun vermoeidheid en/of geestelijke toestand. Het is belangrijk dat patiënten het volgen van een alternatieve therapie met hun arts bespreken. De voor- en nadelen, effecten en eventuele ongewenste bijwerkingen dienen dan goed tegen elkaar te worden afgewogen [1].

4.7.4 Slikproblemen

Bij verstoring van het slikken kan voedsel, vloeistof of speeksel in de luchtwegen komen en is er sprake van aspiratie [20]. Door verslikken kan een aspiratiepneumonie ontstaan, een veelvoorkomende doodsoorzaak van patiënten met de ziekte van Huntington. De patiënt en/of de hulpverleners herkennen slikproblemen niet altijd als zodanig. Klachten die niet direct gerelateerd lijken met slikproblemen, zoals boeren, een borrelende stem, een verminderde en/of veranderde inname, het afwijzen van voedsel, ernstige vermagering, frequent kuchen of braken moeten altijd serieus worden genomen, en vereisen een zorgvuldige analyse van het slikproces. Vooral in de beginfase vallen deze verschijnselen nauwelijks op, waardoor slikproblemen onderbelicht raken. Tijdens het verloop van de ziekte nemen de slikproblemen toe, maar de problemen met de slikfunctie kunnen in ernst ook van moment tot moment wisselen. Angst voor verslikken heeft vaak gewichtsverlies tot gevolg.

Een ergotherapeut of fysiotherapeut kan adviezen geven over de optimale lichaamshouding tijdens het eten. De logopedist bepaalt de meest geschikte consistentie van voeding en vocht en adviseert over mondbehandelingstechnieken. De samenwerking tussen diëtist, ergotherapeut en logopedist is daarom zeer belangrijk [12, 21].

4.7.5 Braken

Naar schatting lijdt 10 % van alle patiënten aan terugkerende klachten van braken. Ook reflux en oprisping van voedsel of slijm komen veel voor. Er zijn verschillende oorzaken voor braken aan te wijzen [12]. De onwillekeurige bewegingen van de romp kunnen de intra-abdominale druk verhogen. Ongecoördineerde bewegingen leiden tot het inslikken van veel lucht (aerofagie). Deze lucht wordt door de maag weer naar buiten geperst met een deel van de maaginhoud. De peristaltiek van het maag-darmkanaal kan verminderd en soms zelfs tegengesteld zijn (antiperistaltiek). Bij een aantal patiënten treedt reflux op. De onderste slokdarmsfincter sluit niet meer voldoende, waardoor de maaginhoud kan terugvloeien naar de slokdarm en de mond. Wanneer patiënten in liggende houding gevoed moeten worden, ontbreekt de zwaartekracht. Energierijk voedsel met een aangepaste consistentie heeft een hoge osmolariteit en kan belastend zijn voor het maag-darmkanaal. Sommige patiënten hebben het 'globusgevoel': het gevoel dat het eten blijft hangen. Zij willen dit weghoesten en door het nadrukkelijke hoesten kan braken worden opgewekt.

4.7.5.1 Voedingsadviezen bij braken

Met gerichte voedingsadviezen kan de diëtist proberen het braken te verminderen. Het kan helpen om frequent kleine porties te gebruiken en vloeibare voeding iets te verdikken. Eventueel kan nog johannesbroodpitmeel gebruikt worden. De patiënt kan na de maaltijd het best uitrusten in een stoel met een iets naar achteren gekantelde rugleuning. Als het braken optreedt bij sondevoeding, kan het helpen om de hoeveelheden en/of toedieningssnelheid te verminderen of de sondevoeding continu toe te dienen in plaats van per portie. De arts kan medicatie voorschrijven die de peristaltiek en de maagontlediging bevordert [12].

4.7.6 Obstipatie

Belangrijke oorzaken van obstipatie bij de ziekte van Huntington zijn geringe vezelinname door het gebruik van veelal gemalen of vloeibare voeding, verminderde peristaltiek en de afname van lichaamsbeweging gedurende het ziekteproces. Bij slikproblemen en zodra hulp van anderen nodig is bij het drinken (niet voortdurend om hulp willen vragen), is ook de kans op een te lage vochtinname aanwezig. Ook het gebruik van geneesmiddelen, zoals antipsychotica, spierrelaxantia, antidepressiva en hypnotica/sedativa, kan obstipatie veroorzaken.

4.7.6.1   (Voedings)adviezen bij obstipatie

Voor een goede stoelgang is het van belang dat de voeding rijk is aan voedingsvezels en vocht: minimaal 1,5 tot 2 liter vocht en ten minste 30 gram vezels per
dag, bij voorkeur in een combinatie van fermenteerbare en niet-fermenteerbare
voedingsvezels. Een gemalen of vloeibare voeding bevat vaak minder dan 10 gram
voedingsvezel per dag. Als de patiënt drinkvoeding gebruikt, verdienen de soorten
met toegevoegde vezel de voorkeur. Speciale vezelpreparaten zijn aan te bevelen
als het niet mogelijk is om via normale voedingsmiddelen voldoende vezels in de
voeding op te nemen.

Bij sommige patiënten blijft de obstipatie een hardnekkig probleem. Het is dan
noodzakelijk om de dieettherapie te ondersteunen met medicamenteuze behandeling [12].

4.7.7   Sondevoeding

Om de patiënt zo lang mogelijk in een goede conditie te houden moet bij ernstige slikproblemen de mogelijkheid van sondevoeding overwogen worden. Een
PEG-sonde is de aangewezen methode, omdat het om een langdurige behandeling
gaat. Of de sondevoeding continu of in bolus wordt toegediend, wordt per individuele patiënt bepaald. Vaak wordt gestart met portietoediening, zodat de patiënt
niet vastzit aan een pomp en overdag nog activiteiten kan ondernemen. Soms
wordt de sondevoeding gedurende de nacht toegediend, zodat de patiënt overdag
nog wat kan eten en drinken. Bij nachtelijke sondevoeding moet rekening gehouden worden met het risico op reflux.

4.7.7.1   Ethische aspecten bij kunstmatige voeding

Bij het behandelen met sondevoeding moet een aantal ethische aspecten goed
overwogen worden. Sondevoeding kan bijdragen aan de verbetering van de kwaliteit van leven. Het vergemakkelijkt het leven van de patiënt doordat deze zich
minder hoeft te bekommeren over voldoende inname van voeding en vocht. Dat de
patiënt daarnaast nog kan eten en drinken wat hij prettig vindt, heeft ook invloed
op de kwaliteit van leven. Sondevoeding kan daarentegen ook bijdragen aan het
verlengen van het lijden.

Het is belangrijk dat alle patiënten nadenken over de wenselijkheid van kunstmatige voeding wanneer slikken en voeden grote problemen voor hen gaan ople-
veren. Het beste is om hierover in een zo vroeg mogelijk stadium van de ziekte
een gesprek met de patiënt aan te gaan, dus voor de voedingsproblemen optreden.
Hierbij moeten behandelaars zich realiseren dat patiënten wellicht iemand in
de familie kennen met de ziekte van Huntington die ooit sondevoeding heeft
gehad en dat die opgedane ervaring (van soms heel lang geleden) – al dan niet

terecht – meespeelt bij de uiteindelijke keuze. Tijdens het ziekteproces moet worden nagegaan of de wens van de patiënt ten opzichte van kunstmatige voedingstoediening veranderd is.

Als iemand kiest voor sondevoeding, is het van belang samen met de patiënt helder te omschrijven in welke levensfase de voeding eventueel gestaakt zou kunnen worden. Wat die patiënt verstaat onder kwaliteit van leven, of het ontbreken daarvan, moet in heldere, concrete termen, liefst uit zijn eigen belevingswereld, worden aangeduid en vastgelegd in het levenstestament en het (zorg)dossier [7].

4.7.7.2   Complicaties bij sondevoeding

Bij het toedienen van sondevoeding kunnen gastro-intestinale complicaties ontstaan, zoals braken, obstipatie en aspiratie. Aspiratie kan verslikpneumonie veroorzaken en zelfs het overlijden van de patiënt tot gevolg hebben. Een verslikpneumonie komt in 87 % van de pneumonieën voor bij patiënten met de ziekte van Huntington. Om dit te voorkomen is het belangrijk dat de patiënt sondevoeding niet in liggende houding krijgt toegediend. Een zittende houding of het bed in anti-Trendelenburgstand (hoofdeind 30° omhoog) is aan te bevelen.

Een continue toediening van sondevoeding heeft bij complicaties de voorkeur boven portietoediening. Hierdoor wordt ook het braken van grote hoeveelheden sondevoeding beperkt [7]. Bij continue toediening is ook de slaappositie van belang en is het aan te bevelen om het bed ook in anti-Trendelenburgstand te zetten.

4.7.8   Mondzorg

Een goede mondzorg is belangrijk voor iemand met de ziekte van Huntington. Door de chorea is het voor de patiënt vaak lastig zelf tanden te poetsen of te flossen. Door de hoge energiebehoefte zijn er veel eetmomenten per dag en wordt er vaak gebruikgemaakt van suikerrijke producten. Daarnaast veroorzaken sommige medicijnen een droge mond. Door dit alles is de kans op tandbederf of tandvleesaandoeningen verhoogd.

Gebitsbehandeling kan lastig zijn door de ongewilde bewegingen van mond en lichaam. Men streeft naar een zo goed mogelijke preventie van tand(vlees)ziekten door een goede gebitsreiniging, een goede voedselkeuze, fluoridebehandeling en regelmatige gebitscontrole. De mondverzorging vraagt speciale aandacht bij het gebruik van sondevoeding en een geringe speekselproductie [22].

4.8 De rol van de diëtist

Door de sterk verhoogde energiebehoefte en de slikproblemen is deskundig advies van een diëtist in alle fasen van de ziekte noodzakelijk. Ondanks een hoogcalorische voeding met voldoende macro- en micronutriënten is de voedingstoestand van patiënten met de ziekte van Huntington niet altijd optimaal. De eisen waaraan de voeding moet voldoen, veranderen immers in het verloop van de ziekte. Meer onderzoek naar de energie- en voedingsstoffenbehoefte is nodig om een juiste dieetbehandeling te kunnen bieden [23]. De diëtist bewaakt de voedingstoestand van de patiënt en stelt indien nodig de voeding bij. Daarbij wordt zoveel mogelijk rekening gehouden met de individuele wensen en mogelijkheden van de patiënt. Dieetbehandeling draagt bij aan een goede voedingstoestand, waardoor de kwaliteit van leven verhoogd wordt.

4.9 Aanbevelingen voor de praktijk

Tot op heden is voor de ziekte van Huntington geen genezing mogelijk, waardoor deze chronische aandoening uiteindelijk het overlijden van de patiënt tot gevolg heeft. Behandeling is daarom vooral gericht op symptoombestrijding. Meer onderzoek is nodig om te streven naar betere behandelmethoden om zo de kwaliteit van leven te verbeteren. Omdat er momenteel onvoldoende onderzoek naar behandelingen wordt gedaan, zijn veel behandelingen voornamelijk practice-based.

Voor de diëtist is het belangrijk dat er meer inzicht komt in (het berekenen van) de energiebehoefte van de patiënten met de ziekte van Huntington. Door de complexiteit van het ziektebeeld met de motorische beperkingen, slikstoornissen, stoornissen in het cognitief functioneren en persoonlijkheidsveranderingen is het belangrijk om multidisciplinair samen te werken voor een goede afstemming van behandelingen en therapie. Op deze manier wordt gestreefd naar een optimale zorg voor iedere individuele patiënt.

Literatuur

1. Rosenblatt A, Ranen NG, Nance MA, Paulsen JS. A physician's guide to the management of huntington's disease. 2ᵉ druk. Cambridge, Ontario: Huntington Society of Canada; 2009.
2. Novak MJU, Tabrizi SJ. Huntington's disease (clinical review). BMJ. 2010;340:c3109. https://doi.org/10.1136/bmj.c3109.
3. HDbuzz. Het genetische 'grijze gebied' van de ziekte van Huntington: wat betekent dat? www.hdbuzz.net. Laatst bezocht 23 oktober 2019.
4. Vereniging van Huntington: www.huntington.nl. Laatst bezocht maart 2019.
5. Shoulson I, Fahn S. Huntington disease: clinical care and evaluation. Neurology. 1979;29(1):1–3.

6. Vervoort EL, Van Zuuren F. De ziekte Van Huntington en verwante erfelijke neuropsychiatrische aandoeningen. Assen: Uitgeverij Van Gorcum; 2009.
7. Van Broekhoven-Grutters E, Dommerholt G, Elijzen M, et al. De kunst van voeden. Beekbergen: Atlant Zorggroep; 2000.
8. Myers RH, Sax DS, Koroshetz WJ, Mastromauro C, Cupples LA, Kiely DK, et al. Factors associated with slow progression in Huntington's disease. Arch Neurol. 1991; 48:800–4.
9. Trembath MK, Horton ZA, Tippett L, et al. A retrospective study of the impact of lifestyle on age at onset of Huntington disease. Mov Disord. 2010; 25(10): 1444–50.
10. Brotherton A, Campos L, Rowell A, et al. Nutritional management of individuals with Huntington's disease: nutritional guidelines. Neurodegen Dis Manage. 2012;2(10):33–43.
11. Veldkamp F. Richtlijn 45: ziekte van Huntington. Rotterdam: 2010 Uitgevers; 2019.
12. Van Broekhoven-Grutters E, Gaasbeek D, Veninga-Verbaas M. Voeding en de ziekte van Huntington, een praktische handleiding. Beekbergen: Atlant Zorggroep; 2000.
13. Aziz NA, Van der Burg JMM, Landwehrmeyer GB, Brundin P, Stijnen T; EHDI study group, Roos RAC. Weight loss in Huntington disease increases with higher CAG repeat number. Neurology. 2008; 71:1506–13.
14. Hamilton JM, Wolfson T, Peavy GM, Jacobson MW, Corey-Bloom J. Rate and correlates of weight change in Huntington's disease. J Neurol Neurosurg Psychiatry. 2004;75(2):209–12.
15. Aziz NA, Pijl H, Frolich M, Snel M, et al. Systematic energy homeostasis in Huntington's disease patients. J Neurol Neurosurg Psychiatry. 2010; 81:1233–37. https://doi.org/10.1136/jnnp.2009.191833.
16. Mensink POAJS, De Bont MAT, Remijnse-Meester TA, et al. Landelijke eerstelijns samenwerkings afspraak ondervoeding. Huisarts Wet. 2010; 53(7):S7–10.
17. Gaba AM, Zhang K, Marder K, et al. Energy balance in early stage Huntington disease. Am J Clin Nutr. 2005; 81:1335–1341.
18. Gaba A, Zhang K, Moskowitz CB, et al. Harris-Benedict equation estimates of energy needs as compared t5o measured 24-h energy expenditure by indirect calorimetry in people with early to mid-stage Huntington's disease. Nutr Neurosc. 2008; 11:213–18.
19. Djousse L, Knowlton B, Cupples LA, et al. Weight loss in early stage of Huntington's disease. Neurology. 2002,;59(9):1325–30.
20. Heemskerk AW, Roos RAC. Dysphagia in Huntington's Disease: a review. Dysphagia. 2011;26(1):62–6. https://doi.org/10.1007/s00455-010-9302-4.
21. Huntington Expertisecentrum Atlant. Eten & drinken: informatie & advies. Apeldoorn: Atlant; 2019.
22. Huntington's Disease Association. The importance of dental care (fact sheet). Liverpool: Huntington's Disease Association; 2010.
23. Trejo A, Tarrats RM, Alonso ME, et al. Assessment of the nutritional status of patients with Huntington's disease. Nutrition. 2004; 20(2):192–6.

Interessante websites

Huntington Netwerk Nederland: www.huntingtonnet.nl.
Vereniging van Huntington: www.huntington.nl.
Huntington's Disease Association: www.hda.org.uk.
Huntington's Disease Society of America: www.hdsa.org.

Hoofdstuk 5
Schildklieraandoeningen

April 2020

J.W.F. Elte en S.A. Eskes

Samenvatting Aandoeningen van de schildklier zijn niet zeldzaam en komen op alle leeftijden voor. De klachten bij schildklieraandoeningen zijn zeer divers en vaak aspecifiek en worden daarom niet altijd direct herkend. Vrijwel alle schildklieraandoeningen zijn goed te behandelen. Jodium is een belangrijke bouwsteen voor de schildklierhormonen thyroxine (T4) en tri-jodothyronine (T3). In de laatste jaren is meer bekend geworden over het belang van selenium voor bepaalde schildklieraandoeningen, met name de ziekte van Graves en de daarbij behorende oogverschijnselen. Soja zou de opname van schildklierhormoon kunnen remmen, maar speelt in de praktijk geen grote rol. De rol van de diëtist bij schildklieraandoeningen is beperkt tot eventuele bemoeienis met het jodiumbeperkt dieet bij schildkliercarcinoompatiënten.

5.1 Inleiding

De schildklier regelt de energiehuishouding in het lichaam en heeft daarom invloed op bijna alle lichaamsfuncties. Klachten bij schildklieraandoeningen zijn zeer divers en worden daarom niet altijd direct herkend. Behandeling van vrijwel alle schildklieraandoeningen is niettemin goed mogelijk.

Aandoeningen van de schildklier zijn niet zeldzaam en komen op alle leeftijden voor. Er zijn waarschijnlijk ongeveer 700.000 mensen in Nederland met een schildklierziekte (heel precies is dat niet bekend). Schildklierziekten komen

J.W.F. Elte (✉) · S.A. Eskes Rotterdam, Nederland

© Bohn Stafleu van Loghum is een imprint van Springer Media B.V., onderdeel van Springer Nature 2020
M. Former et al. (Red.), *Informatorium voor Voeding en Diëtetiek – Supplement 104 – april 2020*, https://doi.org/10.1007/978-90-368-2469-9_5

ongeveer vier keer zo vaak voor bij vrouwen als bij mannen. In sommige families komen schildklierproblemen veel vaker voor dan in andere.

In veel gevallen komen de symptomen van schildklieraandoeningen overeen met die van andere aandoeningen. De diagnose wordt vaak wel duidelijk door verschillende symptomen te combineren.

Als een schildklieraandoening onbehandeld blijft, kan dit leiden tot ernstige gezondheidsproblemen, zoals hart- en vaatziekten, osteoporose, hyperactiviteit en depressie. Een vroegtijdige diagnose is dus belangrijk.

5.2 Fysiologie

De schildklier is een vlindervormig orgaan, laag in de hals en heeft twee kwabben (links en rechts), die met elkaar verbonden zijn door een bruggetje, de istmus. De schildklier weegt normaal gesproken hoogstens 10 tot 20 gram en is niet altijd te voelen (fig. 5.1).

De schildklier produceert de schildklierhormonen thyroxine (T4) en tri-jodothyronine (T3), respectievelijk ongeveer 100 μg en 6 μg per dag. T4 wordt volledig in de schildklier gesynthetiseerd, terwijl dat voor T3 slechts 15 à 20 % is. De meeste T3 wordt niet in de schildklier maar in de weefsels (o.a. spier, lever) gemaakt uit T4, via de zogeheten perifere conversie.

De schildklier wordt via een feedbackmechanisme gecontroleerd door de hypofyse via het thyreoïdstimulerend hormoon (TSH) of thyreotropine. De

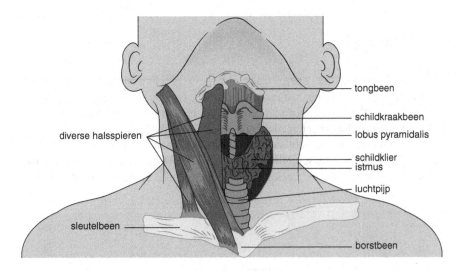

Figuur 5.1 Grove anatomie van de schildklier. Bron: [2]

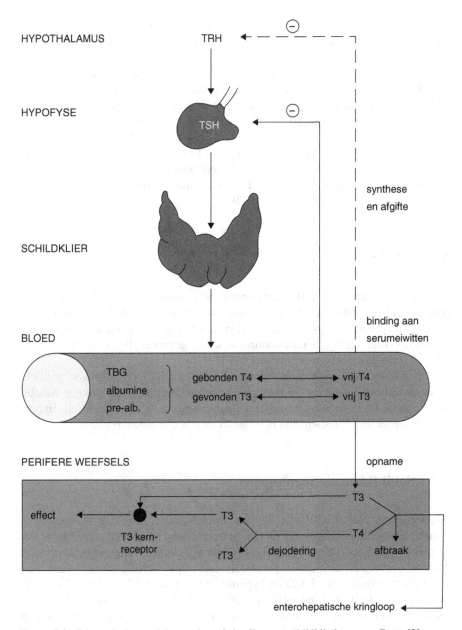

Figuur 5.2 Schematisch overzicht van de stofwisseling van schildklierhormoon. Bron: [2]

hypothalamus reguleert de hypofyse via het thyreotropine-releasing hormoon (TRH). In de schildklier is er ook een zekere mate van autoregulatie, waarbij de opname van jodium vermindert als er te veel in de omgeving (het bloed) aanwezig is (fig. 5.2).

De schildklierhormonen T4 en T3 remmen via een negatief feedbackme-chanisme de TSH-secretie van de hypofyse en hoewel T4 wordt opgevat als een prohormoon voor T3, is de terugkoppeling op TSH voornamelijk via T4. Dit is mogelijk omdat de hypofyse in staat is T4 in T3 om te zetten (lokale conversie); dit gebeurt in mindere mate ook in andere organen in het lichaam.

Schildklierhormoon wordt voor meer dan 99,5 %, gebonden aan eiwit, in het bloed vervoerd. Het belangrijkste bindend eiwit is thyroxinebindend globuline (TBG), maar daarnaast vindt binding plaats aan thyroxinebindend prealbumine (TBPA) en albumine. De kleine vrije fractie (FT4 = vrije T4) is het actieve, werk-zame hormoon. Na opname in de weefsels heeft met name T3 zijn effecten via de T3-kernreceptor. Afgebroken bestanddelen van schildklierhormoon komen terecht in de enterohepatische kringloop (fig. 5.2).

5.2.1 Jodium

Voor de aanmaak van schildklierhormoon is jodium nodig. Jodium wordt na opname uit het voedsel actief van het bloed naar de schildkliercel getransporteerd, waarna uit tyrosines en jodium op het thyreoglobuline (een eiwit dat alleen in de schildklier voorkomt) schildklierhormoon wordt gevormd (fig. 5.3). Opbouw en afbraak staan goeddeels onder invloed van TSH.

Per individu is de serumconcentratie van FT4 en FT3 vrij constant; wellicht daarmee samenhangend zijn er subklinische schildklierfunctieafwijkingen waarbij de schildklierhormoonwaarden nog binnen het vrij brede, normale bereik liggen, maar wanneer de TSH afwijkend is, wijst dit op een abnormale regulatie.

5.3   Schildklieraandoeningen

Aandoeningen van de schildklier kunnen worden onderverdeeld in aandoeningen waarbij er vormafwijkingen zijn en functiestoornissen. Een combinatie komt uiter-aard ook vaak voor. De vormafwijkingen kunnen worden samengevat in de term 'struma' (= vergrote schildklier; par. 5.3.1); met schildklierfunctiestoornissen wor-den hypothyreoïdie (par. 5.3.2) en hyperthyreoïdie (par. 5.3.3) bedoeld. Verder is er een aantal specifieke aandoeningen, zoals thyreoïditis (par. 5.3.4) en schildklier-maligniteiten (par. 5.3.5). Enkele bijzondere situaties en overige problemen zullen apart besproken worden (par. 5.3.6).

De rol van de diëtist bij schildklieraandoeningen is klein en is in feite beperkt tot eventuele bemoeienis met het jodiumbeperkt dieet dat geadviseerd wordt aan schildkliercarcinoompatiënten die diagnostiek of therapie met radioactief jodium moeten ondergaan.

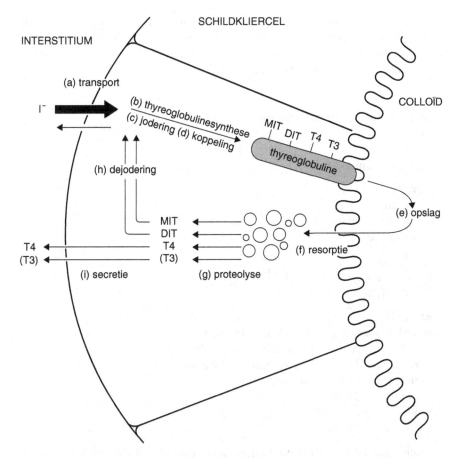

Figuur 5.3 Schematische weergave van de aanmaak van schildklierhormoon. Bron: [3]

5.3.1 Struma

5.3.1.1 Klinisch beeld

Een struma is een zichtbare of tastbare vergroting van de schildklier. Als er sprake is van een knobbel (nodus) wordt eveneens van struma gesproken, ook als de rest van de schildklier normaal van grootte is. Een normale schildklier in een gebied zonder jodiumgebrek is minder dan 10 ml bij vrouwen en minder dan 15 ml bij mannen. Geringe vergrotingen zullen dan ook niet altijd opgemerkt worden; daar komt bij dat palpatie van de hals lastig is en niet altijd betrouwbaar (reproduceerbaar). Struma is in Nederland niet zeldzaam en komt bij 12 tot 13 % van de jongvolwassenen voor.

Een struma kan alleen goed gekarakteriseerd worden wanneer zowel naar de vorm als functie is gekeken. Eventueel kan nog worden gezocht naar een oorzaak en kan worden aangegeven of een struma in een bepaald gebied vaker voorkomt of niet. De indeling van struma staat in kader 1.

Kader 1 Indelingen van struma

Anatomie
- diffuus
- uni- of multinodulair

Functie
- euthyreoïd
- hyperthyreoïd
- hypothyreoïd

Voorkomen
- endemisch (>10 % van de bevolking)
- sporadisch

Etiologie
- dyshormonogenese (partiële enzymdefecten)
- jodiumdeficiëntie, strumagene stoffen, jodiumovermaat
- ziekte van Hashimoto (auto-immuunthyreoïditis, pijnloze thyreoïditis),
  ziekte van Riedel, subacute thyreoïditis
- ziekte van Graves
- adenoom, carcinoom

Bron: Elte JWF & Nieuwenhuijzen Kruseman AC, Endocrinologie. In: *Compendium differentiële diagnostiek in de inwendige geneeskunde.* Houten: Bohn Stafleu van Loghum, 2005

Een kortdurende sterke stimulus (bijv. puberteit, zwangerschap, emoties) kan leiden tot het ontstaan van een euthyreoïd (d.w.z. met normale schildklierfunctie) diffuus (d.w.z. met egaal verspreide activiteit) struma, met name in gebieden waar een jodiumgebrek bestaat. Een langdurige, zwakke stimulus (bijv. jodiumdeficiëntie, strumagene stoffen) leidt tot het ontstaan van een euthyreoïd multinodulair (meerknobbelig) struma. Een diffuus struma kan voorbijgaand zijn, maar kan ook op den duur overgaan in een nodulair struma en uiteindelijk hyperthyreoïd worden. Het diffuse struma dat voorkomt in het kader van de ziekte van Graves (hyperthyreoïdie als gevolg van stimulerende auto-antistoffen, vaak met oogverschijnselen) is gewoonlijk klein, groeit snel (binnen enkele weken of maanden) en is altijd geassocieerd met een zich snel ontwikkelende hyperthyreoïdie. Een multinodulair struma kan zeer groot worden, groeit langzaam (jaren) en is meestal euthyreoïd. Omschreven noduli kunnen snel groeien en hyperthyreoïdie kan sluipend ontstaan in vele jaren.

Wereldwijd is jodiumdeficiëntie de belangrijkste oorzaak van euthyreoïd struma. De belangrijkste oorzaken in Nederland zijn niet goed bekend; waarschijnlijk spelen jodiumtekort in het verleden en aanmaakstoornissen van schildklierhormoon (partiële enzymdefecten) een rol. Selenium lijkt, in ieder geval in een gebied met voldoende jodiuminname, niet geassocieerd te zijn met het schildkliervolume of het ontstaan van struma.

Een uitgebreide lijst van oorzaken van euthyreoïd struma staat in kader 2.

Kader 2 Oorzaken van euthyreoïd struma
De meeste oorzaken zijn in Nederland niet relevant. Diëtaire oorzaken zijn cursief weergegeven.

I. **Jodiumdeficiëntie**

II. **Partiële enzymdefecten e.d.:**
   – jodidetransportdefect ('trapping'-defect)
   – organificatiedefect
   – koppelingsdefect
   – defecten in de thyreoglobulinesynthese en de vorming van abnormale gejodeerde eiwitten
   – dehalogenasedefect (deiodinasedefect)
   – perifere resistentie tegen schildklierhormoon

III. **Strumagenen:**
I. *Natuurlijk voorkomende stoffen*

   1. *gecombineerd met (matige) jodiumdeficiëntie:*
   – *thiocyanaat (cassave, kool)*
   – *thioglucoside (planten van de Brassica-familie: kool, bloemkool, broccoli, spruiten, rapen enz.)*
   – *verontreinigd drinkwater (kalksteen, fluoride)*
   – *fluoride*

   2. *bij voldoende jodiumtoevoer in het water:*
   – *vluchtige disulfides/bacteriën*
   – *E-coli-jodide*

   3. *overige:*
   – *sojabonen*
   – *calcium*

II.Strumagene medicamenten

1. gebruikt bij de behandeling van hyperthyreoïdie:
   - carbimazol
   - thiamazol (= methimazol)
   - propylthiouracil
   - perchloraat

2. gebruikt bij de behandeling van andere aandoeningen:
   - aminogluthetimide
   - kobalt
   - ethionamide
   - jodiumbevattende middelen
   - lithium
   - resorcinol
   - para-aminosalicylzuur
   - thiocyanaat

IV. **Thyreoïditis:**
   - auto-immuunthyreoïditis volgens Hashimoto
   - virale thyreoïditis
   - ziekte van Riedel

V. **Adenoom/carcinoom**

VI. **Sporadisch non-toxisch struma (oorzaak 'dysplastisch' struma onbekend)**

Bron: [1, 3]

5.3.1.2 Diagnostiek

De diagnostiek bij struma is vooral gericht op de anatomie en de functie van de schildklier. Bij solitaire of prominente noduli is het beleid vooral gericht op het opsporen of uitsluiten van een maligniteit (cytologische punctie). Bij verdenking op retrosternaal struma of mechanische complicaties kan worden overwogen een foto van de thorax en/of trachea te maken (evt. CT-scan) om na te gaan of er een tracheavernauwing is. Hiertoe kan ook het longfunctieonderzoek worden gebruikt, waarbij gelet wordt op belemmerde inspiratie. Verdringing van de trachea zonder vernauwing heeft geen klinische betekenis.

5.3.1.3 Therapie

Suppressietherapie met thyroxine wordt soms toegepast bij euthyreoïd struma, maar is gewoonlijk niet effectief. Chirurgische therapie wordt slechts geadviseerd bij verdenking op een carcinoom of als er sprake is van een retrosternaal struma (moeilijk te vervolgen) of van mechanische complicaties. Tegenwoordig wordt meestal overgegaan op therapie met radioactief jodium (soms in meerdere, kleine doses), wat zeker op de langere termijn een strumareductie van ongeveer 50 % kan bewerkstelligen. Deze therapie werkt in het algemeen echter pas na één tot twee jaar.

5.3.2 *Hypothyreoïdie*

De oorzaken van hypothyreoïdie zijn meestal gelegen in de schildklier zelf en dan wordt gesproken van primaire hypothyreoïdie. Veel zeldzamer zijn de hypofysaire (secundaire) en hypothalame (tertiaire) vorm. Van belang bij de secundaire en tertiaire hypothyreoïdie is dat voorafgaand aan de behandeling een eventuele, tegelijk optredende hypofunctie van de bijnier moet worden gediagnosticeerd en behandeld. Overigens kan ook primaire hypothyreoïdie tegelijk met de ziekte van Addison (hypofunctie van de bijnierschors op auto-immunologische basis) voorkomen.

Er zijn vele oorzaken van hypothyreoïdie, die soms gepaard gaan met struma. In Nederland zijn de meest voorkomende oorzaken van hypothyreoïdie de auto-immuunthyreoïditis van Hashimoto en therapie met radioactief jodium of een operatie (veel minder vaak medicamenteuze therapie van hyperthyreoïdie). Wereldwijd is echter – net als bij euthyreoïd struma – jodiumdeficiëntie de belangrijkste oorzaak.

5.3.2.1 Klinisch beeld

Een hypothyreoïdie verloopt vaak sluipend en wordt dikwijls niet herkend. Vooral bij ouderen worden klachten vaak toegeschreven aan de leeftijd, omdat ze aspecifiek zijn. De meest voorkomende klachten zijn onder andere traagheid, lusteloosheid, koude-intolerantie en obstipatie. Bij het lichamelijk onderzoek kunnen de ruwe, lage stem, de grote tong en de periorbitale zwelling opvallen. Mits erop gelet wordt, wordt ook vaak myxoedeem gezien (zwelling van met name de benen).

5.3.2.2   Diagnostiek

In tegenstelling tot de klinische verschijnselen, die dus niet altijd even specifiek zijn, is de laboratoriumdiagnostiek meestal wel duidelijk. Bij een primaire hypothyreoïdie is de serum-TSH (vaak sterk) verhoogd en de FT4-concentratie verlaagd. De combinatie van een lage FT4 en een laag of laag-normaal TSH duidt gewoonlijk op een (zeldzame) secundaire of tertiaire hypothyreoïdie. Bij hypothyreoïdie kunnen het serumcholesterol en het creatinekinasegehalte (een spierenzym) verhoogd zijn.

5.3.2.3   Therapie

De therapie bestaat in alle gevallen uit het geven van schildklierhormoon en wel levothyroxine (l-T4). Tot voor kort werd altijd gestart met een lage dosering, die vervolgens langzaam werd opgevoerd. Tegenwoordig wordt, zeker als het klinisch beeld niet al te uitgesproken is direct met de volledige substitutiedosis gestart, die meestal 100 tot 150 µg is. Als de hypothyreoïdie nog maar kort bestaat, kan zeker met de volledige dosis worden gestart. Bij patiënten met cardiale problemen zal men altijd met een lage dosis starten en die langzaam opvoeren (met inachtneming van een toename van de cardiale klachten). Gestreefd wordt naar een laag-normale TSH, omdat patiënten zich daarbij het best voelen. Bij ouderen is de nagestreefde TSH wat hoger.

Er is veel discussie geweest over het nut van het toevoegen van T3 aan de T4-therapie. Patiënten voelden zich hier vaak beter bij, maar dit duurde gewoonlijk slechts kort en ging gepaard met een te hoge T3-spiegel in het serum. Inmiddels is uit diverse publicaties gebleken dat er in feite geen plaats is voor T3-suppletie bij hypothyreoïdie (volgens de NIV-Richtlijn Schildklierfunctiestoornissen slechts in uitzonderingsgevallen en alleen via een internist met beoordeling na drie maanden).

5.3.2.4   Bijzondere situaties

Subklinische hypothyreoïdie Bij subklinische hypothyreoïdie is de FT4-concentratie nog normaal, maar de TSH-waarde (licht) verhoogd. Klachten zijn meestal gering of afwezig. In veel gevallen normaliseert het serum-TSH spontaan en is behandeling onnodig. Behandeling wordt soms wel ingesteld bij een herhaald serum-TSH boven 10 mU/l en aanwezigheid van antilichamen tegen schildklierperoxidase (TPO). Bij (zeer) oude patiënten blijkt de prognose slechter te zijn als tot behandeling wordt overgegaan en daarom wordt daar meestal van afgezien.

Myxoedeemcoma Bij zeer ernstige en dus vaak te laat (of niet) herkende hypothyreoïdie kan een myxoedeemcoma ontstaan. Dit is een zeer ernstige aandoening die tot de dood kan leiden. Behandeling zal altijd plaatsvinden op een intensive care-afdeling, mede gezien de cardiale complicaties. Bij ernstige hypothyreoïdie kunnen ook psychose en ileus optreden.

Cretinisme Een ernstig tekort aan jodium kan leiden tot mentale retardatie en uiteindelijk ook tot cretinisme, wat in Nederland vrijwel niet voorkomt, maar vroeger in Zwitserland en ook elders in de wereld wel. Het treedt vooral op als hypothyreoïdie niet tijdig wordt onderkend.

5.3.3 Hyperthyreoïdie

De belangrijkste vormen van hyperthyreoïdie zijn auto-immuunhyperthyreoïdie (ziekte van Graves) en toxisch nodulair struma (ziekte van Plummer). De ziekte van Graves is een hyperthyreoïdie ten gevolge van stimulerende auto-immuunlichamen, en gaat vaak gepaard met oogverschijnselen en soms pretibiaal myxoedeem. Dat laatste is een ophoping van mucopolysachariden aan de voorkant van de onderbenen, specifiek voor de ziekte van Graves. De ziekte van Plummer is een hyperthyreoïdie ten gevolge van (een of meer) overactieve knobbels in de schildklier. Met multinodulair wordt bedoeld dat er meerdere knobbels (noduli) zijn.

Voorts zijn er enkele minder vaak voorkomende en zeldzame oorzaken en treedt thyreotoxicose op bij onder andere schildklierontstekingen (zie onder 'Bijzondere situaties'). Met thyreotoxicose wordt bedoeld de situatie van een verhoogde concentratie van schildklierhormoon in het bloed, waarbij er niet per se sprake is van een te hard werkende schildklier. Belangrijk voor het begrip is dat hier bewust over thyreotoxicose wordt gesproken en niet over hyperthyreoïdie; bij een thyreoïditis werkt de schildklier immers niet te hard, maar is er sprake van lekkage van schildklierhormoon uit kapotte (ontstoken) schildkliercellen in de bloedbaan.

Ook is het van belang te constateren dat vorm- en functieafwijkingen van de schildklier niet met elkaar gecorreleerd zijn en dat hyperthyreoïdie een functioneel syndroom is, maar geen ziekte. Bovendien zijn bij schildklierziekten, zoals de ziekte van Graves, verschillende functionele toestanden mogelijk. De therapiekeus en follow-up zijn afhankelijk van de pathogenese en/of de oorzaak van de hyperthyreoïdie of thyreotoxicose.

5.3.3.1 Klinisch beeld

Het klinisch beeld bij de ziekte van Graves is veel meer uitgesproken dan bij het hyperthyreoïd multinodulair struma, waarbij weinig of geen symptomen optreden. De klachten bestaan uit gewichtsverlies (ondanks vaak toegenomen eetlust), nervositeit en onrust, moeheid, beven, dyspnoe, hartkloppingen, spierzwakte, warmte-intolerantie en overmatig transpireren, frequente defecatie en menstruatiestoornissen. Bij het lichamelijk onderzoek valt een warme, vochtige huid op, vaak tachycardie (soms atriumfibrillatie), soms een struma, soms oogverschijnselen en/of pretibiaal myxoedeem. Deze laatste twee verschijnselen komen voor bij de ziekte van Graves. Daarbij worden soms ook andere auto-immuunverschijnselen, zoals vitiligo (witte huidplekken waar het pigment ontbreekt), gezien.

5.3.3.2 Diagnostiek

Ook bij hyperthyreoïdie is de TSH-concentratie in het serum het eerste screenend laboratoriumonderzoek. Als de TSH-waarde verlaagd is, wordt de FT4 gemeten en als de FT4-waarde normaal is, ook een T3-concentratie. Bij ongeveer 15 % van de patiënten met hyperthyreoïdie treedt namelijk een T3-toxicose op met een normale FT4. Een hypofysaire hyperthyreoïdie met hoog FT4 en (soms licht) verhoogd TSH is uitermate zeldzaam.

Positieve schildklierantilichamen – met name tegen TSH-receptorstimulerende antilichamen (TSAb) en thyreoïdperoxidase, TPO – wijzen op het bestaan van de ziekte van Graves. Deze antilichamen tegen TPO komen nog vaker voor bij de ziekte van Hashimoto en zijn dus niet zeer specifiek, in tegenstelling tot de TSAb.

Afbeeldend onderzoek is meestal niet nodig; eventueel kan bij nodulair struma een echografisch onderzoek worden overwogen. Schildklierscintigrafie zal worden verricht bij hyperthyreoïdie met negatieve antistoffen (de huisarts zal dit echter niet aanvragen). Daarbij kan een indruk worden verkregen van zowel anatomie als functie(verdeling). Bij thyreotoxicosis factitia (thyreotoxicose t.g.v. zelftoediening van schildklierhormoon) is het thyreoglobulinegehalte in serum onderdrukt, terwijl dit bij alle andere schildklieraandoeningen verhoogd is, en is de halsopname van radioactief jodium geremd (lege scan).

5.3.3.3 Therapie

In alle gevallen wordt bij een hyperthyreoïdie eerst medicamenteus behandeld. Er wordt gestart met thyreostatica, meestal thiamazol (strumazol), eventueel propylthiouracil. Gewaarschuwd wordt voor keelpijn of koorts, wat kan duiden op leukopenie als gevolg van beenmergremming, een zeldzame maar ernstige bijwerking van thyreostatica. Vaker komen jeuk en lichte huidverschijnselen voor, soms van voorbijgaande aard.

Zodra klinisch en biochemisch euthyreoïdie is bereikt, wordt schildklierhormoon in de vorm van levothyroxine toegevoegd. Bij de ziekte van Graves worden patiënten één tot anderhalf jaar met deze combinatie behandeld, waarna bij ongeveer 50 % een blijvende remissie optreedt. Bij persisteren of recidiveren wordt eerst opnieuw medicamenteus behandeld. In dit geval, en altijd bij nodulair struma, wordt na het bereiken van euthyreoïdie definitieve therapie aangeboden in de vorm van radioactief jodium (of in uitzonderlijke gevallen een operatie). Bij patiënten met de ziekte van Graves en oogverschijnselen wordt in geval van therapie met radioactief jodium soms prednison gegeven; hypothyreoïdie wordt bij voorkeur vermeden. Bij nodulair struma wordt direct voor definitieve therapie gekozen, omdat bij circa 85 % van de patiënten medicamenteuze therapie niet afdoende is. Een operatie is met name geïndiceerd (ook bij de ziekte van Graves) als er sprake is van een kinderwens, recent jodiumgebruik (geen opname van radioactief jodium!), soms bij ernstig zieke patiënten (met name cardiaal) en als een patiënt daarvoor kiest.

Recent is literatuur beschikbaar gekomen, waaruit blijkt dat seleniumspiegels bij patiënten met de ziekte van Graves laag zijn. Het advies is derhalve om bij nieuw-gediagnostiseerde patiënten gedurende zes maanden selenium (2dd 100 μg) voor te schrijven. Eerder was al aangetoond dat selenium in deze dosering gunstige effecten had op de kwaliteit van leven van patiënten met Graves' oogverschijnselen.

Een door jodium geïnduceerde thyreotoxicose is vaak zeer moeilijk te behandelen. Vaak is gespecialiseerde en ingewikkelde therapie nodig.

5.3.3.4 Bijzondere situaties

Subklinische hyperthyreoïdie Bij subklinische hyperthyreoïdie is de TSH-concentratie in het serum verlaagd of onderdrukt en zijn FT4 en T3 (nog) normaal. Omdat de range van de referentiewaarden van FT4 en T3 vrij breed is, kan het zo zijn dat patiënten met 'normale' FT4- en T3-waarden en een onmeetbaar laag TSH toch hyperthyreoïde zijn. De TSH-concentratie is immers de gevoeligste parameter. Bij deze patiënten worden ook vaker problemen gezien, zoals een verhoogde polsfrequentie, atriumfibrilleren en osteoporose (dit laatste met name na de overgang). Alleen atriumfibrillatie is klinisch relevant en een reden om tot behandelen over te gaan. Of er ook werkelijk morbiditeit op de lange termijn voorkomt, is onzeker. Daarom wordt meestal alleen vervolgd.

Thyreotoxische crise De ernstigste vorm van hyperthyreoïdie of thyreotoxicose wordt een thyreotoxische crise genoemd. Dit is een zeer ernstige, maar gelukkig zeer zeldzame toestand. De verschijnselen zijn zeer heftig en omvatten met name koorts, excessieve hartkloppingen, misselijkheid en braken, diarree, hartfalen en soms icterus. Patiënten kunnen in coma raken en worden vaak behandeld op een intensive care-afdeling. De behandeling is moeilijk en de sterfte hoog.

5.3.4   Thyreoïditis

De meest voorkomende vorm van thyreoïditis is de subacute of virale thyreo-
iditis, ook wel thyreoïditis van De Quervain genoemd. De aandoening komt vrij
vaak voor, soms zo mild dat hij niet wordt herkend en voor griep wordt aangezien. Omdat de ziekte meestal restloos en vanzelf geneest, is het ook niet erg als
de diagnose wordt gemist. De aandoening komt vaker voor bij vrouwen dan bij
mannen, vooral als er al een kleine struma bestaat. Waarschijnlijk kunnen verschillende virussen thyreoïditis veroorzaken, maar omdat er weinig consequenties zijn,
wordt hier niet actief naar gezocht.

Andere vormen van thyreoïditis zijn: chronische thyreoïditis (Hashimoto),
silent ˙ (=stille) thyreoïditis, post-partumthyreoïditis, chronisch fibroserende
thyreoïditis (Riedel) en bacteriële (abcederende) thyreoïditis (zeer zeldzaam).

5.3.4.1   Klinisch beeld

Gewoonlijk begint een virale thyreoïditis met een griepachtig beeld met moeheid,
hoofdpijn, spierpijn en lichte temperatuurverhoging. Ook een luchtweginfectie kan
aan het klinische beeld van een thyreoïditis voorafgaan. Na enkele dagen wordt de
schildklier groter, vaster en pijnlijk, in het bijzonder bij druk.

Vaak is de struma zo hard dat gedacht wordt aan een carcinoom. In deze fase
kunnen hyperthyreoïdieklachten optreden als gevolg van de thyreotoxicose, die
ontstaat door lekkage van schildklierhormoon uit de kapotte cellen. Als de cellen
leeg zijn, ontstaat een wat langer durende hypothyreoïde fase, waarna gewoonlijk een spontaan herstel optreedt. Slechts bij ongeveer 5 % is de hypothyreoïdie
blijvend.

5.3.4.2   Diagnostiek

Het klinisch beeld, mits herkend, is kenmerkend en leidt al vaak tot de juiste
diagnose. In het begin is de TSH laag en zijn FT4 en T3 hoog. Dit gaat gepaard
met een vaak sterk verhoogde BSE (=bezinkingssnelheid van erytrocyten; soms
hoger dan 100) en een schildklierscan waarop geen of weinig opname van radioactief jodium zichtbaar wordt, omdat de kapotte cellen daartoe niet in staat zijn.
Vervolgens treedt een hypothyreoïde fase op met uiteindelijk een spontaan herstel.
Schildklierantilichamen kunnen kortdurend verhoogd aanwezig zijn, wat het dif-
ferentiëren van de ziekte van Hashimoto bemoeilijkt.

5.3.4.3 Therapie

Therapie is meestal niet nodig. Bij ernstige pijnklachten kunnen het beste sali-
cylaten, paracetamol of NSAID's worden gegeven. Bij heftige hartkloppingen kan
soms therapie met bètablokkers nodig zijn. Zeer zelden, en alleen bij zeer ernstige gevallen is behandeling met prednison aangewezen, eerst in een hoge dosis
(30–40 mg), die in drie tot zes weken wordt afgebouwd tot nul. Behandeling met
schildklierremmers of schildklierhormoon is eigenlijk nooit nodig. Na herstel normaliseren bezinking, schildklierfunctie en de halsopname van radioactief jodium.

5.3.5 ˙ Schildkliercarcinoom

Schildkliercarcinomen komen niet vaak voor en de sterfte eraan is laag. Zoals alle
schildklieraandoeningen komen ze vaker bij vrouwen dan bij mannen voor. Als
echter bij een man een knobbel (nodus) wordt gevonden, is de verdenking op een
maligniteit groter, juist omdat bij de man schildklieraandoeningen minder vaak
voorkomen. Patiënten hebben meestal niet veel klachten. Metastasen van carcinomen elders en lymfomen zijn nog zeldzamer.

5.3.5.1 Diagnostiek

Bij een klinisch solitaire of prominente nodus is cytologisch onderzoek altijd geïndiceerd, echografie kan soms behulpzaam zijn om de laesie te puncteren. Bij twijfel over de cytologische diagnose (meestal in het geval van folliculaire proliferatie
of Hürthle-celproliferatie) is de volgende diagnostische stap een hemithyreoïdectomie ter verkrijging van materiaal voor histologisch onderzoek. De schildklierfunctie is bij maligniteiten gewoonlijk normaal.

5.3.5.2 Therapie

Als bij hemithyreoïdectomie (het verwijderen van de helft van de schildklier) een
carcinoom met zekerheid is gediagnosticeerd, wordt gewoonlijk na enkele weken
ook de rest van de schildklier chirurgisch verwijderd. Omdat vrijwel altijd wel een
(klein) deel van de schildklier achterblijft, wordt ongeveer vier weken na de operatie therapie met radioactief jodium gegeven om het restant van de schildklier te
destrueren. Daarna wordt levothyroxine voorgeschreven om de schildklierfunctie
te substitueren en de TSH (die eventueel achtergebleven tumorweefsel kan stimuleren) te onderdrukken. Bij verdenking op persisteren of een recidief wordt de
levothyroxinetherapie meestal gestaakt om opnieuw na te gaan of in het lichaam

radioactief jodium wordt opgenomen, waarna zo mogelijk ook weer therapie met radioactief jodium kan plaatsvinden. In deze periode wordt vaak ook een jodium-arm dieet voorgeschreven om de opname van jodium te verhogen. Tegenwoordig kan in de follow-up soms worden volstaan met een serumthyreoglobulinebepaling na TSH-stimulatie.

Omdat met de verbeterde en veel vaker gebruikte diagnostische technieken tegenwoordig meer en vaak ook (heel) kleine (vooral papillaire) carcinomen (inci-dentalomen) worden gevonden, wordt in die gevallen volstaan met een kleinere ingreep, zonder aansluitende therapie met radioactief jodium. Behandeling met thyroxine is dan meestal ook niet nodig. De prognose van deze groep is uitstekend.

5.3.6   Overige schildklierproblemen

5.3.6.1   MEN-syndromen en PGA-syndromen

Bij multipele endocriene neoplasiesyndromen (MEN), die vaak familiair voorko-men, is er sprake van het gelijktijdig voorkomen van primaire hyperparathyreoïdie, alvleesklieradenomen en hypofyseadenomen (type 1), primaire hyperparathyreoïdie, medullair schildkliercarcinoom en feochromocytoom (type 2a) of medullair schildkliercarcinoom, feochromocytoom, neuromen en Marfan-habitus (type 2b).

Bij de polyglandulaire auto-immuunsyndromen (PGA) zijn er twee combinaties van auto-immuunziektes. Bij type I kan hypothyreoïdie voorkomen en bij type II hypothyreoïdie en de ziekte van Graves.

5.3.6.2   Zwangerschap

Tijdens de zwangerschap groeit de schildklier minder dan vroeger werd aangeno-men. Patiënten met hyperthyreoïdie worden niet gemakkelijk zwanger, alleen als de hyperthyreoïdie is behandeld. Omdat thyreostatica de placenta wel en schild-klierhormoon de placenta niet passeert, wordt met zo min mogelijk thyreostaticum behandeld, zonder schildklierhormoon. Bij hyperemesis gravidarum (zwanger-schapsbraken) kan een beeld van hyperthyreoïdie optreden door hoge humaan choriongonadotrofine (hCG-)spiegels via een TSH-achtige werking.

Onbehandelde hypothyreoïde patiënten worden evenmin gemakkelijk zwanger. Indien goed gesubstitueerd, is het gewoonlijk nodig in het begin van de zwanger-schap de substitutietherapie levothyroxine met 25 à 50 µg te verhogen in verband met de toegenomen l-T4-behoefte.

Na de partus dient bij alle kinderen van moeders met schildklierziekten (extra) controle van de schildklierstatus plaats te vinden. Dit gebeurt standaard al via de hielprik.

Na de bevalling (soms vele maanden erna) kan een thyreotoxicose optreden, die op een post-partumthyreoïditis berust. Het beeld lijkt op een stille thyreoïditis en gaat vanzelf over. Dit treedt vaker op bij mensen met diabetes en kan bij een volgende zwangerschap recidiveren.

5.4 Voedingsaspecten

De rol van voeding bij schildklieraandoeningen in Nederland is klein en betreft vooral de jodiuminname. Jodium is een essentieel onderdeel van de schildklierhormonen T4 (thyroxine, bevat vier jodiumatomen) en T3 (tri-jodothyronine, bevat drie jodiumatomen). Jodium wordt vooral verkregen door consumptie van zee- en schaalvis en in mindere mate van melk, eieren en vlees (afhankelijk van de hoeveelheid jodium in de voeding van de veestapel).

In Nederland wordt jodium toegevoegd aan het bakkerszout, waardoor het meeste jodium het lichaam binnenkomt via het brood en via gejodeerd keukenzout (jozo-zout). Als er een sterke zoutbeperking wordt nagestreefd, is het niet ondenkbeeldig dat er een jodiumtekort ontstaat, met name als er onvoldoende andere jodiumhoudende voedingsstoffen worden gebruikt. De World Health Organization (WHO) adviseert een dagelijkse jodiuminname van 150 µg voor volwassenen en 200 µg tijdens zwangerschap en lactatie. Indien aan deze behoefte niet wordt voldaan, kunnen verschillende afwijkingen optreden, zoals schildklierfunctiestoornissen, en als het tekort ernstig is, endemisch struma (vergrote schildklier) en mentale retardatie. Er zijn gebieden waar de dagelijkse jodiuminname te laag is en een deel van de bevolking aandoeningen ten gevolge hiervan heeft. Dit is met name in bergachtige gebieden (zoals de Himalaya- en Andesgebergten, waar de grond weinig jodium bevat) en gebieden ver van de oceanen (centrale delen van Afrika en Azië alsmede Centraal- en Oost-Europa). Nog altijd komt hier mentale retardatie door jodiumdeficiëntie op de kinderleeftijd voor.

Selenium is een spoorelement en essentieel voor de schildklierhormoonsynthese. Hoewel de seleniuminname in Europa in sommige landen lager is dan de geadviseerde hoeveelheid van 75 microgram per dag, treden schildklierproblemen (struma of schildklierfunctiestoornissen) pas op bij een ernstig tekort. De seleniumstatus in de bodem bepaalt de hoeveelheid selenium in de verbouwde gewassen en het vee. Als in een bepaald gebied de bodem arm is aan selenium, zullen eerder tekorten in de voeding ontstaan. In Nederland komt een ernstige seleniumdeficiëntie waarschijnlijk uiterst zelden voor. Er zijn seleniumsupplementen waarin kelp aanwezig is, waardoor meer dan de gewenste dagelijkse hoeveelheid jodium wordt ingenomen.

Andere voedingssupplementen bevatten in het algemeen een lagere dosis jodium. In een multivitaminetablet is dit meestal ongeveer 75 mcg, in andere preparaten nog veel minder. Kelptabletten (zeewier) kunnen echter wel zeer rijk zijn aan jodium.

Van soja wordt gezegd dat dit de schildklierfunctie beïnvloedt. Isoflavonen of soja-eiwit kunnen schildklierperoxidase remmen. In een recent onderzoek bij gezonde jonge mannen bleek echter dat de isoflavonen in soja de schildklierhormoonconcentratie niet beïnvloedden. Een eerder overzichtsartikel gaf ook aan dat soja geen invloed had op de schildklierfunctie indien er geen sprake was van jodiumdeficiëntie.

5.5   Conclusies voor de praktijk

De rol van de diëtist bij schildklieraandoeningen is klein en blijft in feite beperkt tot eventuele bemoeienis met het jodiumbeperkt dieet. Dat wordt geadviseerd aan schildkliercarcinoompatiënten die diagnostiek of therapie met radioactief jodium moeten ondergaan.

Literatuur

1.   Elte JWF, Eskes SA. Voeding en functiestoornissen van de schildklier. In: Het Voeding formularium. Houten: Bohn Stafleu van Loghum; 2010. pag. 293–306.
2.   Elte JWF, Peeters RP. Mijn schildklier werkt niet goed. En nu? (Reeks Spreekuur Thuis). Koog aan de Zaan: Poiesz Uitgevers uitgevers bv; 2018.
3.   Wiersinga WM, Krenning EP, redactie. Schildklierziekten. 2ᵉ druk. Houten: Bohn Stafleu van Loghum; 1998.

Geraadpleegde literatuur

Arum SM, He X, Braverman LE. Excess iodine from an unexpected source. N Engl J Med. 2009;360:424–6.
Bayliss RIS, Tunbridge WMG. Bewerkt door Elte JWF, Nieuwenhuijzen Kruseman AC. Schildklierziekten, de feiten. 2ᵉ druk. Houten: Bohn Stafleu van Loghum; 2003.
Braverman LE, Cooper DS, editors. Werner & Ingbar's The Thyroid. A fundamental and clinical text. 10th ed. Wolters Kluwer/Lippincott Williams & Wilkins; 2012.
Pederson B, et al. Serum selenium is low in newly diagnosed Graves' disease: a population-based study. Clin Endocrinol. 2013;79:584–90.
Chaker L, Bianco AC, Jonklaas J, Peeters RP. Hypothyroidism. Lancet. 2017;390(10101):1550–62.
De Leo S, Lee SY, Braverman LE. Hyperthyroidism. Lancet. 2016;388(10047):906–18.
Dillingham BL, McVeigh BL, Lampe JW, Duncan AM. Soy protein isolates of varied iso-flavone content do not influence serum thyroid hormones in healthy young men. Thyroid. 2007;17:131–7.
Elte JWF, Van Aken MO. Endocrinologie. In: Elte JWF, Overbosch D, Gans ROB, Van Aken MO, redactie. Handboek en Compendium differentiële diagnostiek in de interne geneeskunde. 5ᵉ druk. Houten: Bohn Stafleu van Loghum; 2015.
Elte JWF. Schildklierstoornissen (pdf). Utrecht: www.fto.nl; 2013.
Hermus ARMM, Dekkers OM, Berghout A, et al. NIV-Richtlijn Schildklierfunctiestoornissen. Revisie 2012. www.internisten.nl.

Jameson JL, editor. Harrison's Endocrinology. The McGraw-Hill Companies, Inc.; 2006.

Korevaar TIM, Medici M, Visser TJ, Peeters RP. Thyroid disease in pregnancy: new insights in diagnosis and clinical management. Nat Rev Endocrinol. 2017;13(10):610–22.

Van Lieshout J, Felix-Schollaart B, Bolsius EJM, et al. NHG-Standaard Schildklieraandoeningen (tweede herziening). Huisarts Wet. 2013;56:320–30.

Links TP, et al. Richtlijn schildkliercarcinoom 2.0. www.oncoline.nl.

Liu Y, Huang H, Zeng J, Sun C. Thyroid volume, goiter prevalence, and selenium levels in an iodine-sufficient area: a cross-sectional study. BMC Public Health. 2013;13:1153.

Marcocci C, et al. Selenium and the course of mild Graves' orbitopathy. N Engl J Med. 2011;364:1920–31.

Messina M, Redmond G. Effects of soyprotein and soybean isoflavones on thyroid function in healthy adults and hypothyroid patients: a review of the relevant literature. Thyroid. 2006;16:249–58.

Peeters RP. Subclinical hypothyroidism. N Engl J Med. 2017;376(26):2556–65.

Teas J, Pino S, Critchley A, Braverman LE. Variability of iodine content in common commercially available edible seaweeds. Thyroid. 2004;14:836–41.

Wiersinga WM. Advances in treatment of active, moderate-to-severe Graves' ophthalmopathy. Lancet Diabetes Endocrinology. 2017;5(2):134–42.

Printed in the United States
By Bookmasters